U0052244

快來接收貓咪電波

跟喵星人一起
倒頭就睡
揮別失眠的魔法書

舒眠治療師
三橋美穗 著
賴純如 譯

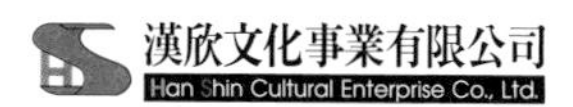
漢欣文化事業有限公司
Han Shin Cultural Enterprise Co., Ltd.

前言

每天都充滿壓力的我們，應該有不少人總是睡不飽、過於緊張、無法放鬆吧！

人一旦睡眠不足或睡眠品質低落，腦袋就會昏昏沉沉而無法維持專注，不是肌膚變得粗糙、暗沉，就是變得容易發胖，或者加速老化，一點好處都沒有。而且還有資料顯示，伴侶間會因為睡不好情緒失控而容易吵架，所以這樣的焦躁不安並非個性上的問題，反而可能是來自睡眠上的因素。

看待睡眠不能只看睡覺的時候，重要的是考量一整天下來的情況。本書依照早上、白天、晚上的順序，介紹60種有益於睡眠的方法。請一邊享受可愛貓咪照片帶來的療癒效果，一邊抱著化身放鬆達人——喵星人——的想法，輕鬆實踐看看吧！這樣一來，你也能像貓咪一樣熟睡到天亮喔！

舒眠治療師　三橋美穗

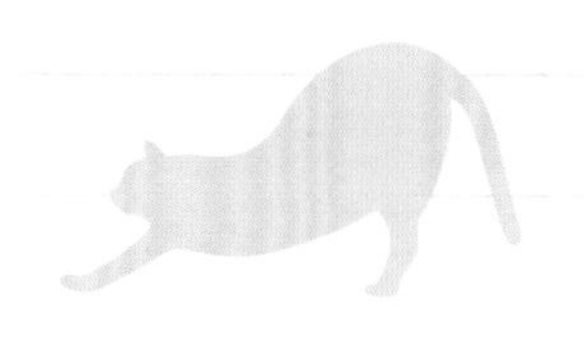

跟喵星人一起倒頭就睡 揮別失眠的魔法書

Contents

早上要做的事

1. 鬧鐘要放在遠處 …… 10
2. 清爽的香氣是讓人清醒的特效藥 …… 12
3. 早上起床後要沐浴在陽光下 …… 14
4. 早餐要在起床後的1小時內吃 …… 16
5. 透過洗臉或按摩來刺激臉部 …… 18
6. 消除睡意就靠拉拉耳朵、手腳指頭開合運動！ …… 20
7. 進行貓式伸展 …… 22
8. 進行韻律性的運動 …… 24
9. 用熱一點的水沖澡或泡腳，讓精神為之一振 …… 26
10. 休假注意不要賴床 …… 28

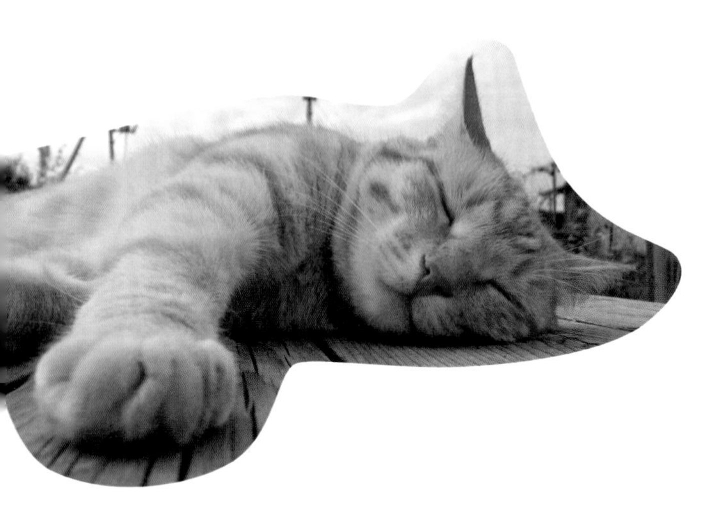

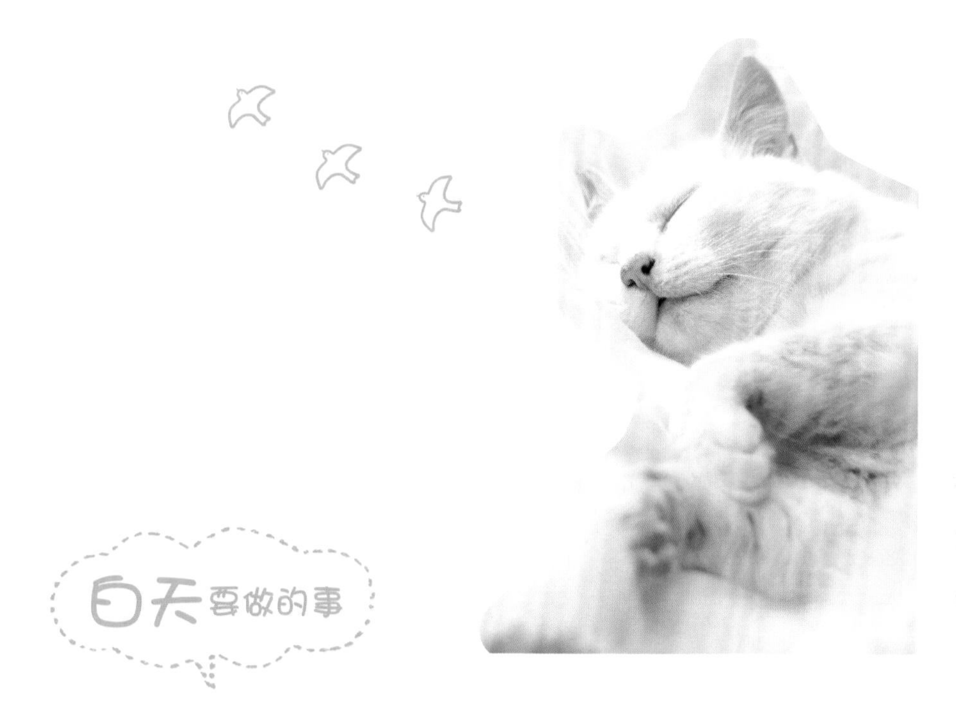

11. 以和食為基礎，把午餐當作主要的一餐 ……… 32
12. 養成午睡的習慣 ……… 34
13. 按壓頭部和臉部的穴道來擊退睡意！ ……… 36
14. 把房間打掃乾淨 ……… 38
15. 去除寢具的濕氣 ……… 40
16. 栽種蔬菜或香草 ……… 42
17. 充實白天的活動 ……… 44
18. 鍛鍊肌肉，擊退虛寒 ……… 46
19. 在傍晚運動，提高體溫 ……… 48

晚上要做的事

讓人變得好入睡

20. 就寢前的8個小時內禁止打瞌睡 …… 52
21. 溫水浴15分鐘，水不泡過肩 …… 54
22. 抽菸會讓睡眠品質變糟 …… 56
23. 睡前不要收發電子郵件 …… 58
24. 不要太在意睡眠的黃金時間 …… 60
25. 還不睏就不要躺在床上 …… 62
26. 把艱澀難懂的書放在床邊 …… 64
27. 把腳抬高，消除浮腫 …… 66
28. 睡不著就乾脆起床 …… 68
29. 半夜如廁要小心燈光 …… 70

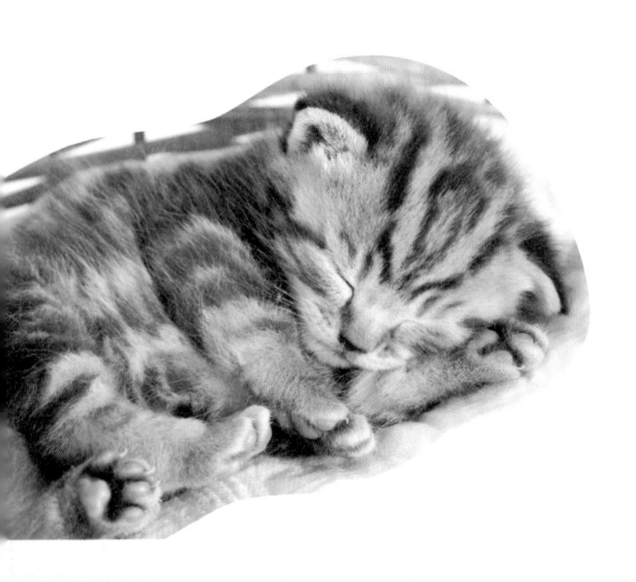

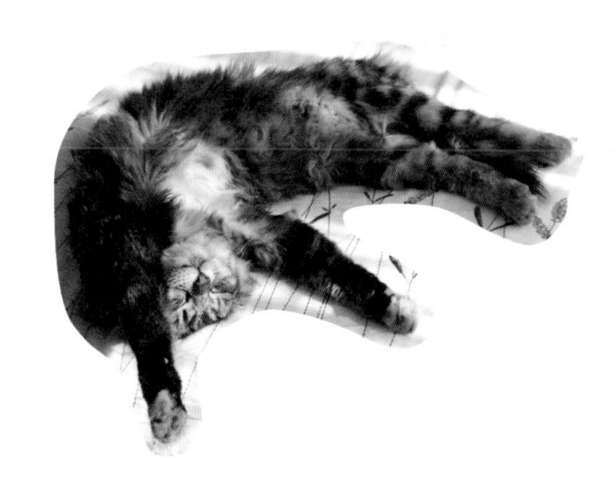

放鬆

30. 緩解身體的緊張 …… 74
31. 冰敷頭部，溫敷頸部 …… 76
32. 消除眼睛的疲勞 …… 78
33. 和動物接觸 …… 80
34. 凝視燭火 …… 82
35. 觀看讓人感動落淚的電影 …… 84
36. 沉浸在柔和的音色裡 …… 86
37. 在寢室使用放鬆系香氛 …… 88
38. 眺望星空 …… 90

服裝

39. 換上睡衣 …… 94
40. 把蠶絲這種具備天然空調的材質穿上身 …… 96
41. 穿暖腿襪套睡覺而不是穿襪子 …… 98
42. 睡覺不穿內褲、圍上肚圍 …… 100

飲食

43. 晚餐輕食，節制甜食 …… 104
44. 時間偏晚的晚餐，就喝舒眠的湯品 …… 106
45. 無酒精啤酒對睡眠有幫助 …… 108
46. 要留意咖啡因！ …… 110

打造睡眠環境

47. 睡覺別開小夜燈 …… 114
48. 燈光要用微暗的橘光 …… 116
49. 挑選適合自己的窗簾 …… 118
50. 寢室要用米色或粉色來調合 …… 120
51. 使用容易翻身的床墊 …… 122
52. 枕頭要到店裡試過再選購 …… 124
53. 有伴侶的人要用2張單人床 …… 126
54. 經常調節溫溼度 …… 128
55. 夏天要善用空調和電扇 …… 130
56. 夏天時要保持背部涼爽 …… 132
57. 妥善安排寢具的擺放順序來擊退寒冷 …… 134
58. 羽絨被要根據蓬鬆度來挑選 …… 136
59. 凡事以睡眠為優先 …… 138
60. 睡眠會讓人成長 …… 140

早上

要做的事

morning

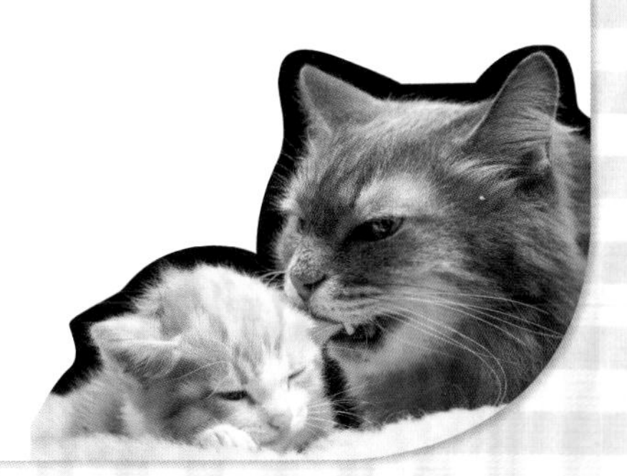

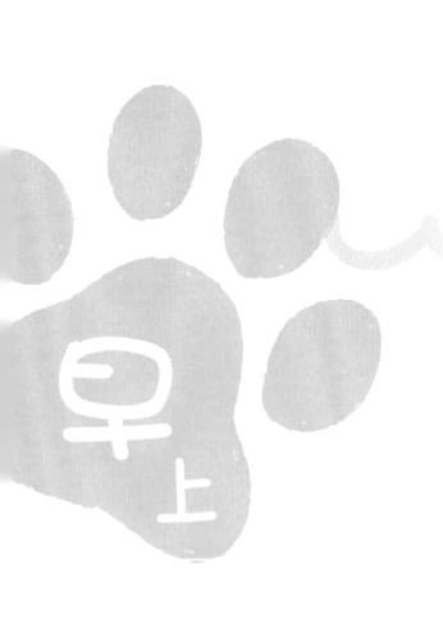

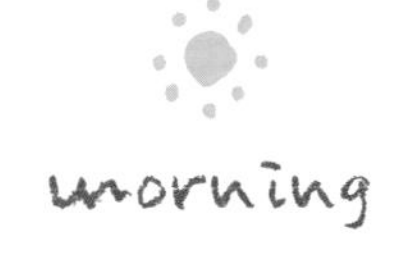

鬧鐘要放在遠處

早上老是爬不起來的你，是不是太依賴鬧鐘的Snooze功能了？你是不是把鬧鈴設定在起床時間的30分鐘前，然後一次又一次按掉鬧鈴，直到爬起來為止呢？Snooze是「小睡一下」的意思。這的確是讓人感到安心的功能，可是一旦持續這樣的淺眠，就算起床了，也會整天昏昏沉沉的。

比起這樣，更可靠的好方法是，把鬧鐘放在**必須起床走動才能按掉的地方**。光是起床走動這樣的行動，就能讓肌肉用力，刺激到交感神經，使身體切換成活動模式。

不過，在寒冷的季節要多加注意。為了避免按掉鬧鈴後又鑽回溫暖的被窩裡，可以事先把暖氣設定在起床時間的30分鐘前打開！

早安！天亮了～喵

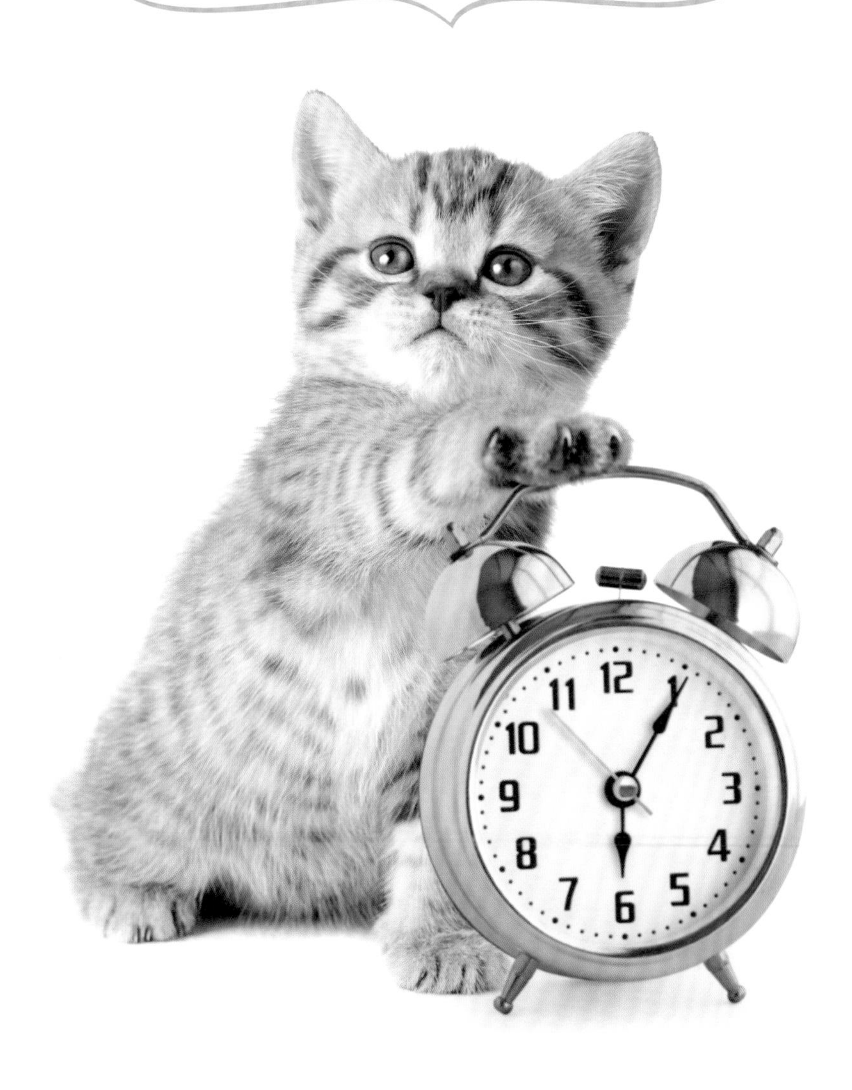

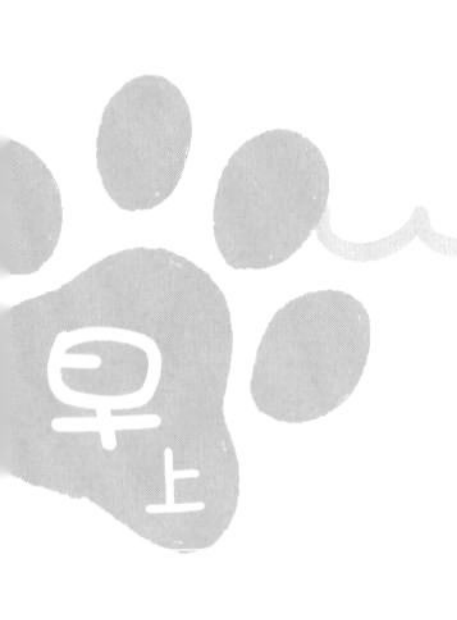

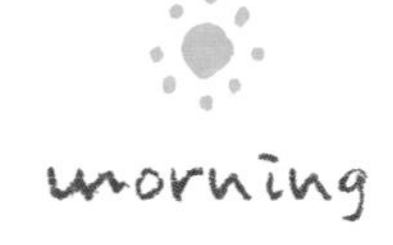

清爽的香氣是讓人清醒的特效藥

像檸檬、薄荷、迷迭香、尤加利、葡萄柚這類清爽宜人的香氣，都是早晨讓人清醒的好幫手。

因為香氣會直接傳達到大腦感知愉快和不愉快的部位，所以具有一瞬間轉換心情的力量。

想讓整個房間都充滿香氣的話，推薦使用擴香儀。只要定時在起床時間之前啟動，就能心情愉快地起床。或是把室內芳香噴霧放在枕邊，醒來就咻地噴一下也很不錯。

如果想就近取材，也可以利用口罩，在睡前滴上一滴精油，裝進夾鏈袋裡，放在枕邊備用。這樣睡醒只要戴上口罩，保證馬上清醒。

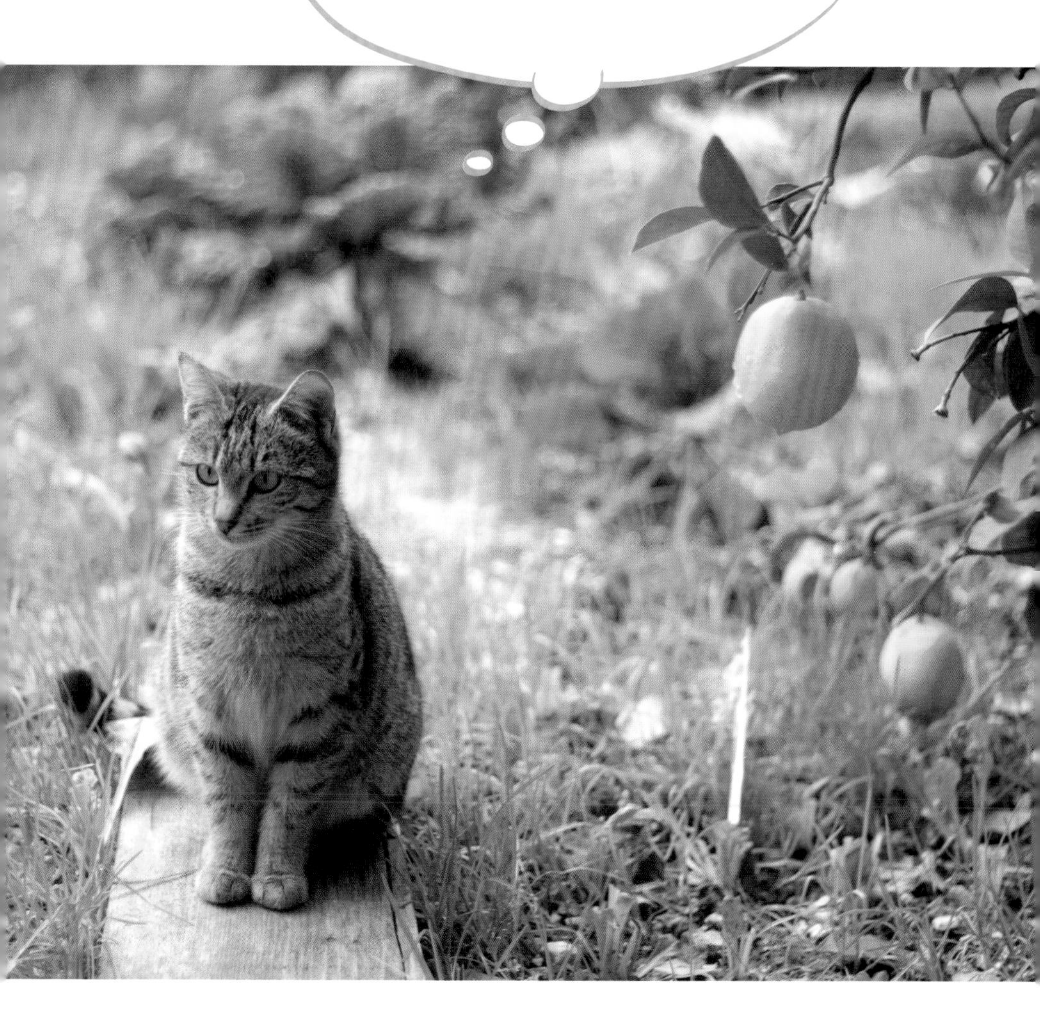
檸檬讓你擁有
清新的好心情！喵

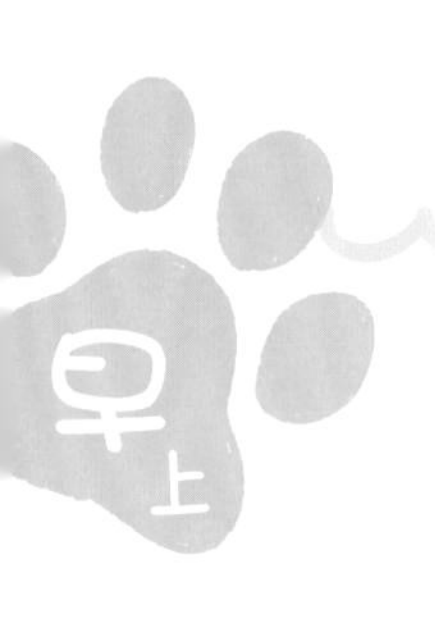

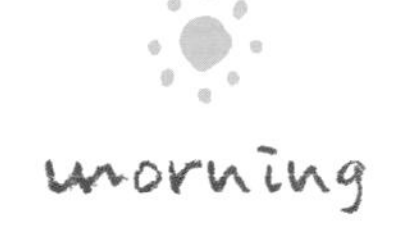

早上起床後 要沐浴在陽光下

早上爬不起來的人，首先要打開窗簾，讓全身沐浴在晨光下。大腦只要感受到明亮的光（2,500 Lux以上*），就會**停止分泌「褪黑激素」這種讓人昏昏欲睡的荷爾蒙**，讓人神氣爽地清醒過來。

還有一點需要知道的是關於「生理時鐘」。這個時鐘在人體內，以大約一天為週期，有規律地運轉。所以我們天一亮就醒來，在白天有精神地活動，天一黑就想睡覺，這都是因為生理時鐘的緣故。不過，因為生理時鐘的週期比24小時還要長一點，所以只要一不注意，就會漸漸拖延了起床和睡覺的時間。能夠重新修正這個誤差的就是明亮的光線，它能讓我們全身上下的生理時鐘運行起來，就連裡頭最強而有力的母鐘，指針也會向前走。

只要能好好重整生理時鐘，就能因為自律神經、荷爾蒙、體溫以及血壓等等的有序規律，而能朝氣蓬勃地度過一整天。

＊晴天時的戶外陽光有5～10萬Lux，陰天時的戶外或晴天時的窗邊陽光有1萬Lux，而平常的屋內照明則為100～1,000 Lux。

從朝陽獲得力量！喵

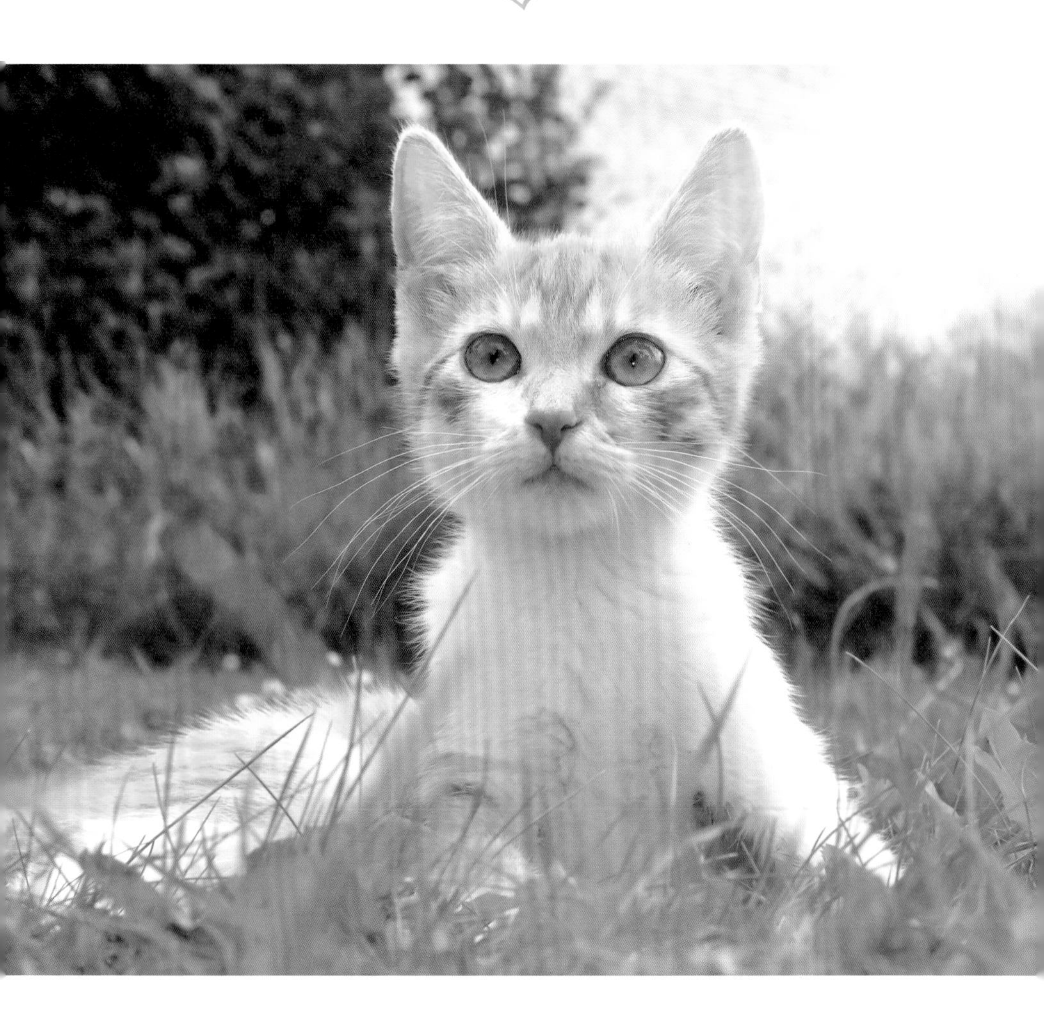

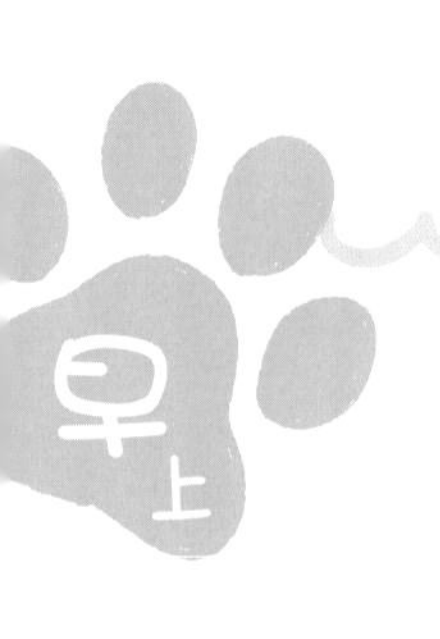

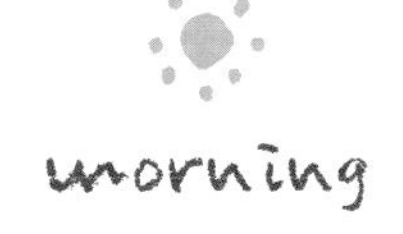

早餐要在起床後的1小時內吃

我們生理時鐘的母鐘位於大腦，而身體裡的每個細胞都有一個子鐘。只要在起床後的1小時內吃早餐，就能讓子鐘和母鐘恰好同步，令全身上下的時鐘都擁有相同的規律，把休息模式切換到活動模式。

均衡攝取各種食材固然重要，但對早餐**特別重要的是「色胺酸」這種必需胺基酸**。它不但是化作血清素原料的成分，一到夜晚，天色變暗後，還能轉變成引人入睡的褪黑激素。

大豆製品、牛奶、魩仔魚、芝麻、香蕉、紅肉魚以及肉類等都含有大量的色胺酸。為了讓大腦攝取色胺酸，**米飯或麵包之類的碳水化合物也是必需的**。

另外，因為鹽分能溫暖身體、刺激交感神經，所以除了限制鹽分攝取的人之外，喝些味噌湯之類的也很不錯。

早餐是
活力的泉源♪ 喵

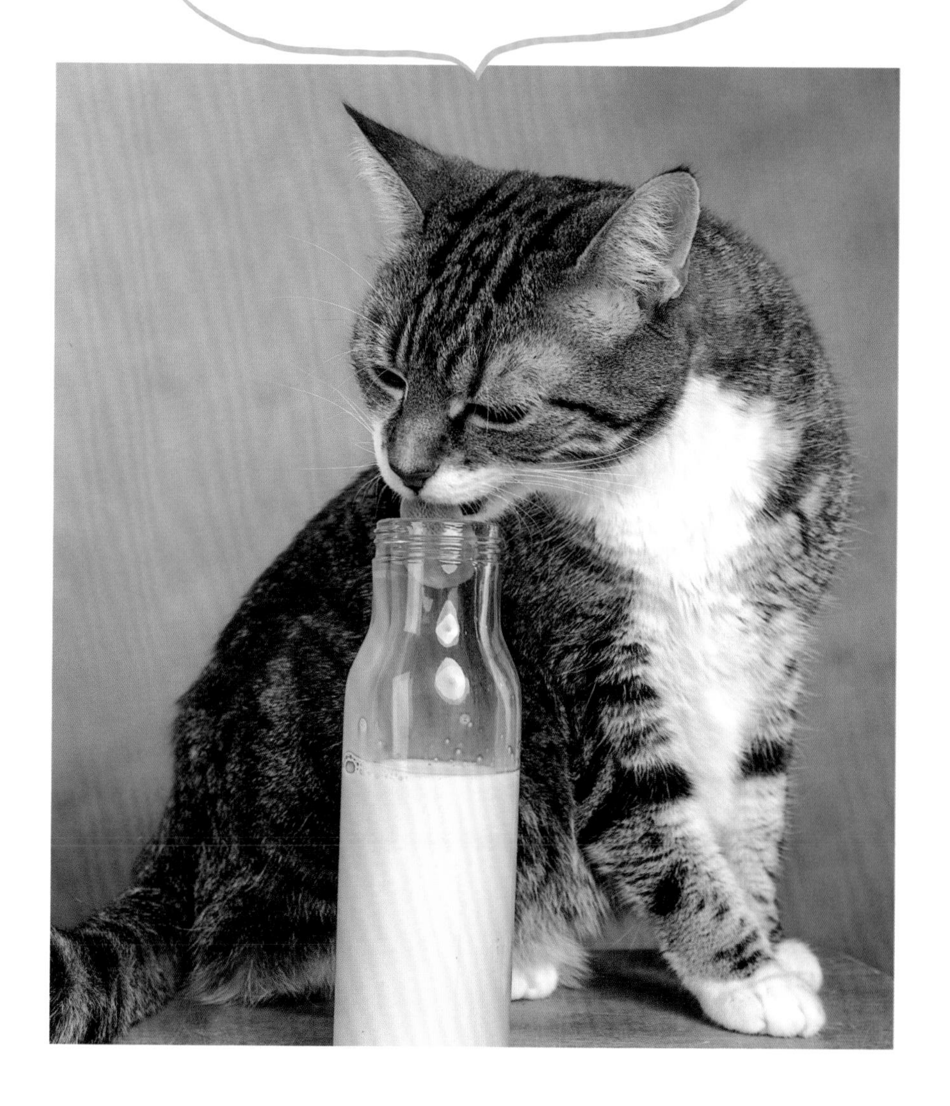

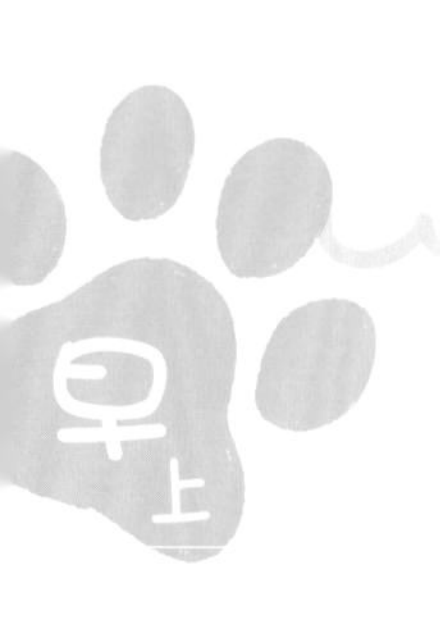

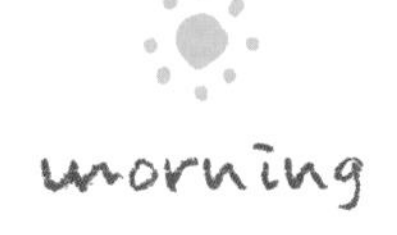

透過洗臉或按摩來刺激臉部

想要讓自己清爽地清醒過來，洗臉是不可或缺的動作。**可以先用微溫的水洗，再嘩啦嘩啦地往臉上潑冷水**。這樣大腦就會受到溫差刺激，產生絕佳的清醒效果！

而且，早上洗臉還有很好的美容效果。只要不是乾燥肌，臉部在早晨都會超乎想像地滲出皮脂，要是放著不管的話，皮脂就會氧化，給肌膚帶來傷害，所以要養成仔細洗臉的習慣。

另外，**臉上有許多穴道，對美容和健康有效果**。洗完臉後，不妨用手取多一點的乳液或油，按摩一下臉部，用指尖按壓眼睛四周和太陽穴。然後還可以從耳後往鎖骨末端輕拍頭頸左右兩側各20次，促進淋巴循環、消除臉部浮腫。

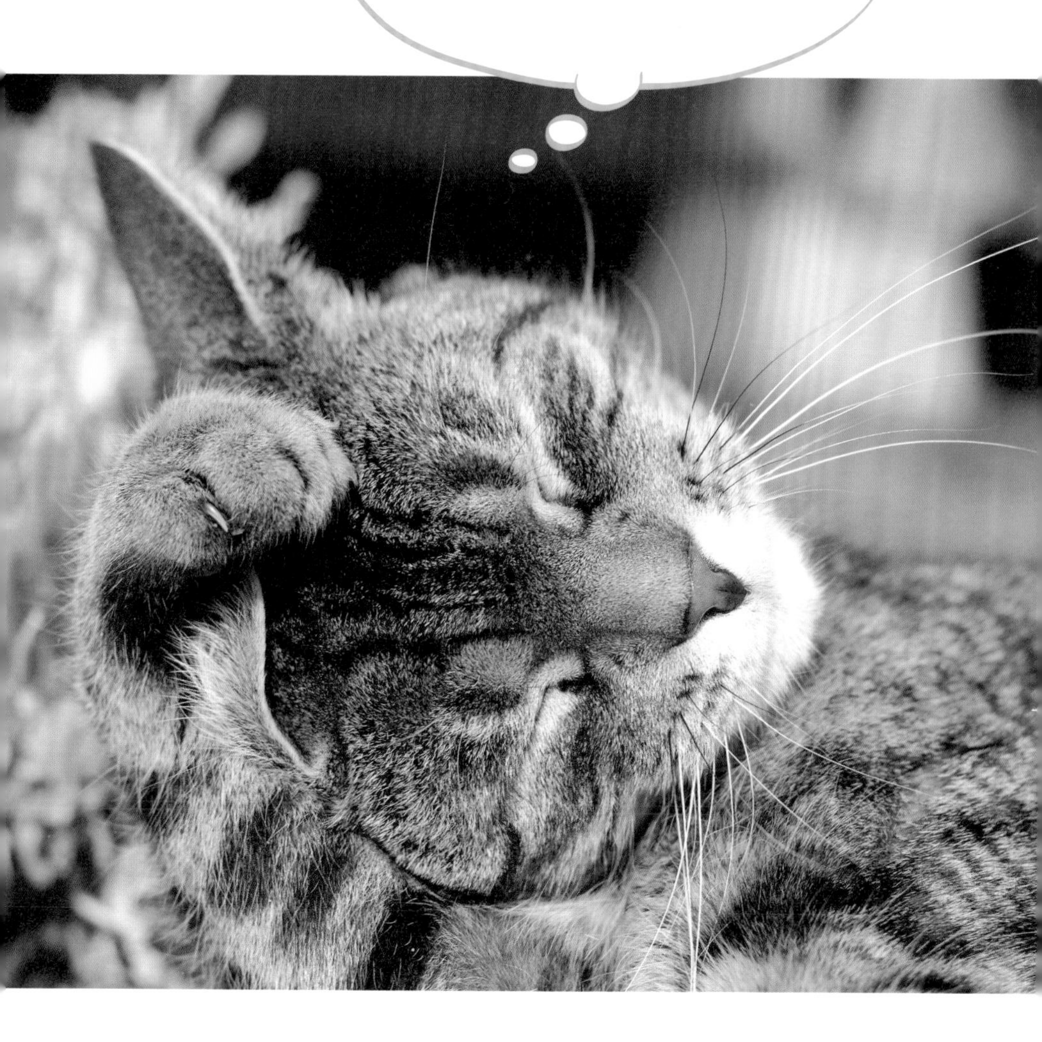
洗過臉，就能讓
眼睛明亮有神！喵

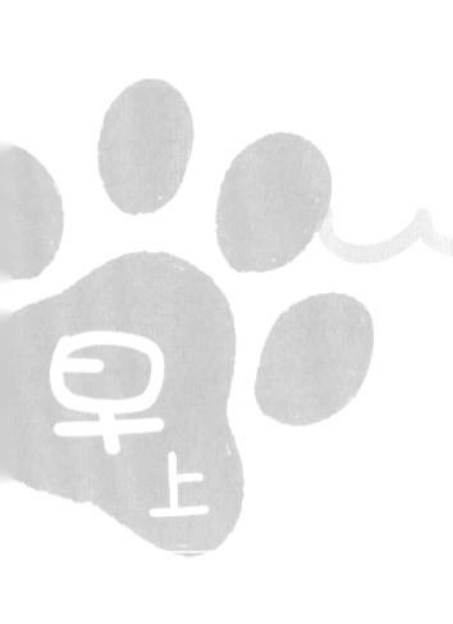

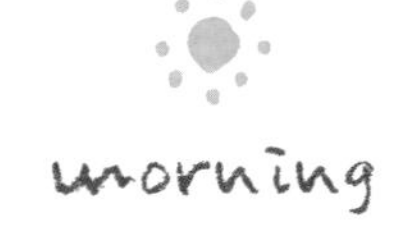

消除睡意就靠拉拉耳朵、手腳指頭開合運動！

早上遲遲爬不起來的人，建議做些待在棉被裡就能完成的醒腦運動。

首先，維持平躺，將手腳指頭試著一開一合、一開一合。**只要身體末端的血液循環變好，體溫就會上升，讓整個身體都清醒過來**。

另外，拉拉耳朵也會有效果。用雙手捏住左右耳垂，慢慢往下拉3秒，再一下子放開，像這樣反覆進行4～5次。而且，揉捏、搖晃整個耳朵，也可以讓全身的血液循環變好。拉耳垂可以讓人清醒，那是因為耳朵有超過100個穴道，其中對頭部有效的穴道就位在耳垂。所以不僅是早上，如果念書或工作時覺得想睡，也可以拉拉看。不過這個時候，不要只將耳垂往下拉，還要將耳朵上方上拉，將耳朵中間往旁邊橫拉，把整個耳朵都往外拉，這樣就會感到非常神清氣爽。

要我拉耳朵啊！
我真是聽到一件好事！喵

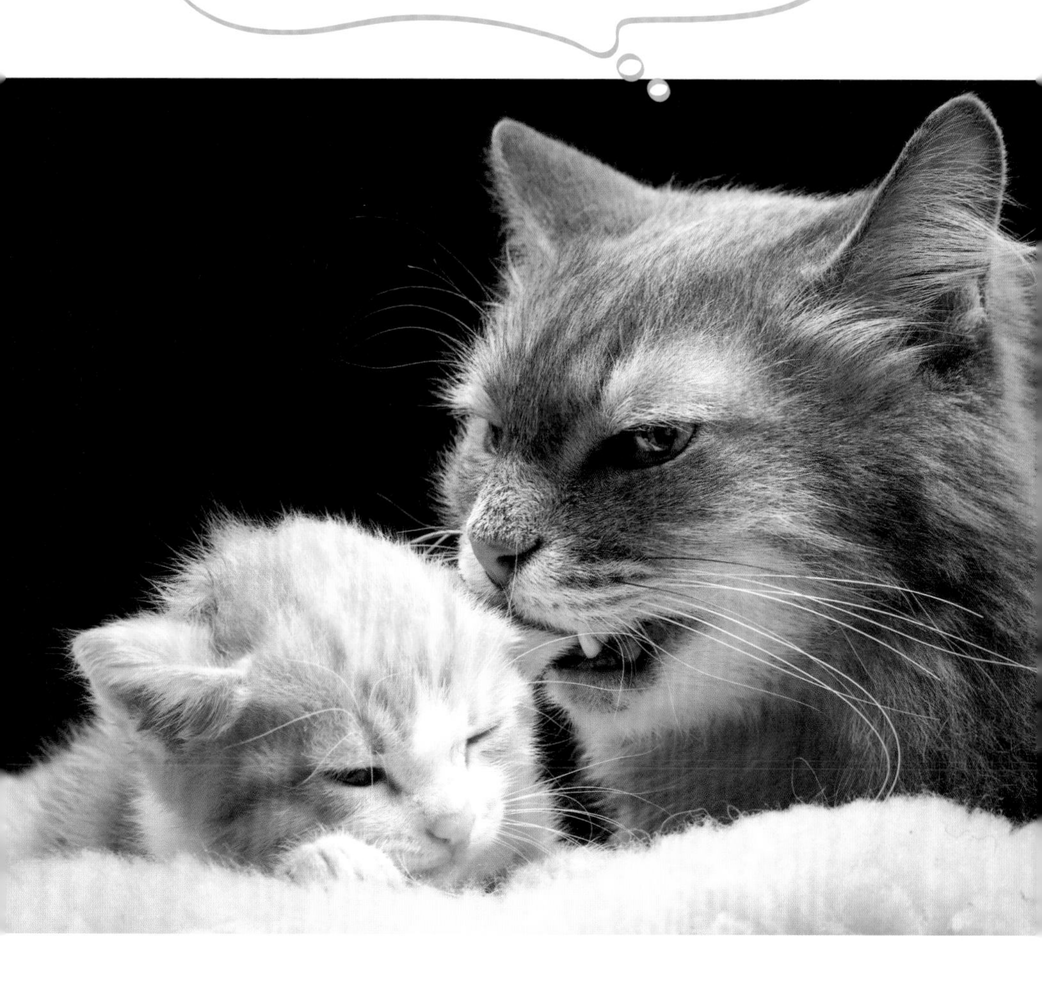

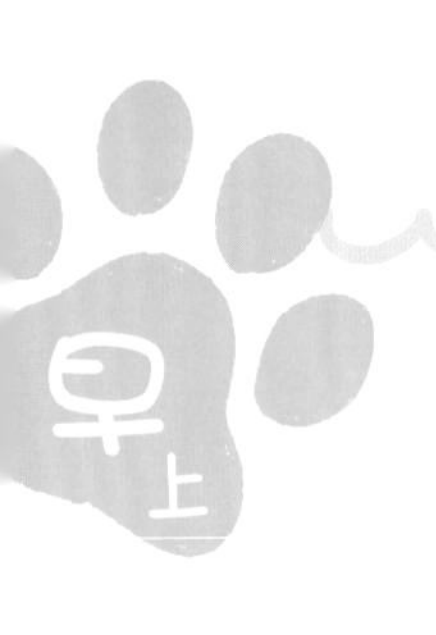

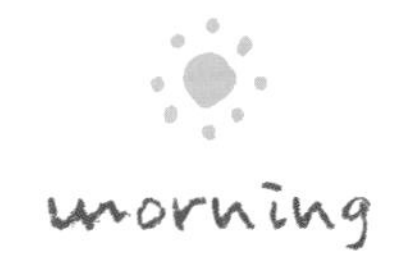

進行貓式伸展

瑜珈中的「貓式動作」就是源自貓咪睡醒時的獨特姿勢。這個姿勢具有許多讓人高興的效果，像是**緊實腰部和臀部線條、改善虛寒、提升內臟機能、提高專注力等**。

首先，化身為貓，將雙手雙膝打開與肩膀同寬，趴跪在地，與地面成垂直狀，眼睛看著地板。然後一邊吐氣，一邊將背部往上拱起，就像貓在威嚇時的樣子。接著縮小腹，低頭從兩臂間看向腹部，並維持30秒。這時要用鼻子深深吸氣，再用鼻子呼氣，最後一邊吸氣，一邊抬起頭來，將腹背向下沉，維持挺胸30秒。

像這樣反覆做大約5次，就能從早開始，動作像貓咪一樣輕巧靈活。

像我這樣試試看！喵

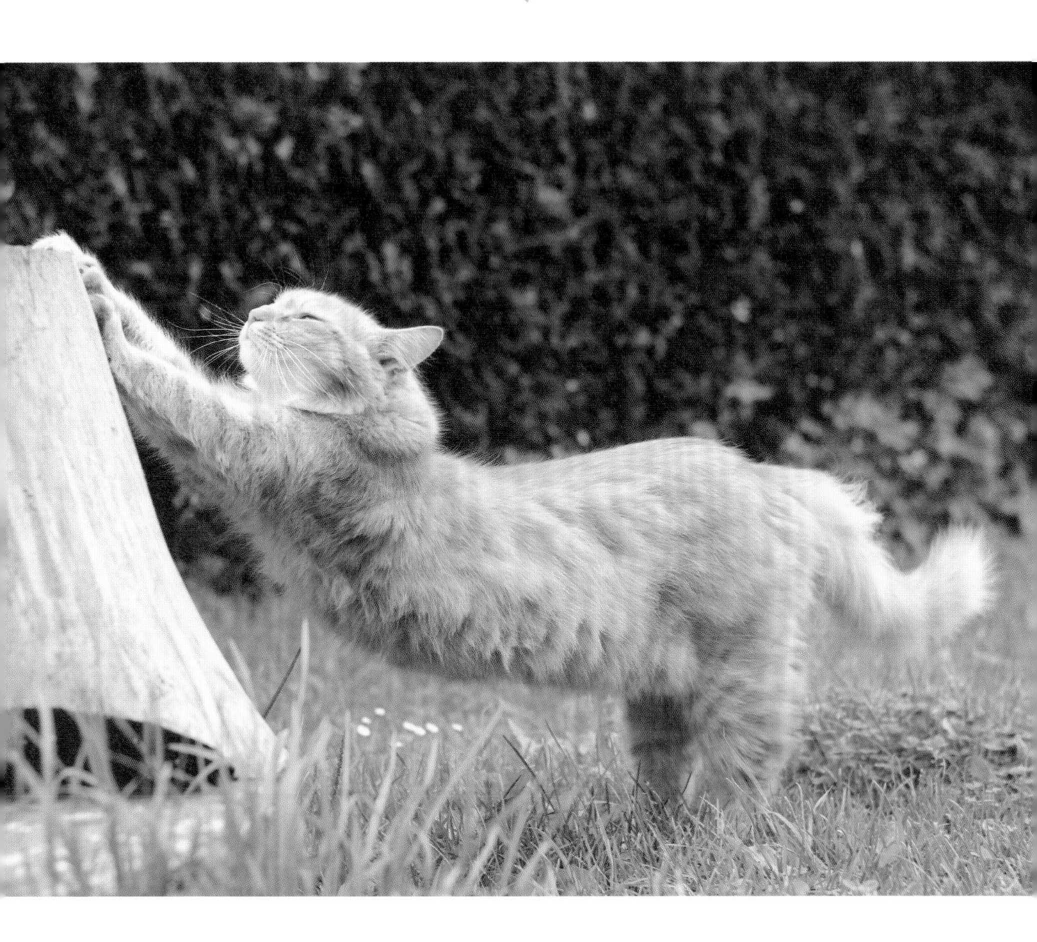

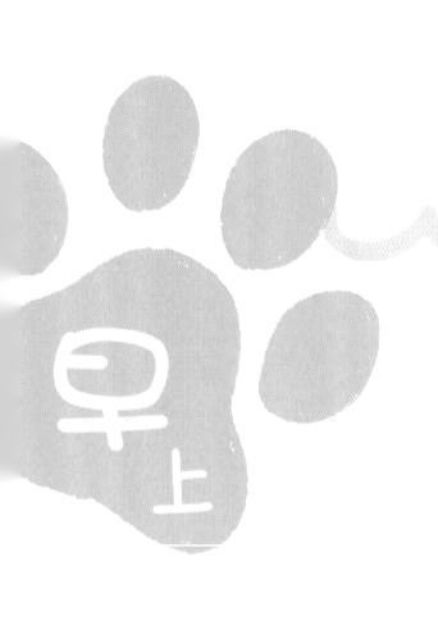

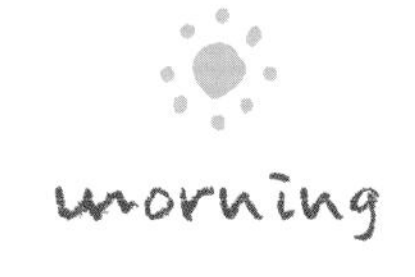

進行韻律性的運動

「血清素」這種腦內物質，可以讓人心情開朗，也可以安定心神，只要進行韻律性的運動，就能增加分泌。

手腳指頭的開合運動也算韻律性的運動，而**深呼吸、伸展運動、走路、廣播體操**這些當然也是，而且進行時自己數著「一、二、三、四……」會更有效果。

其他還可以做的是，**吃早餐時節奏良好地細嚼慢嚥、飯後也節奏良好地刷牙，或是有節奏地擦拭桌子或窗戶等等**。

每天早上**搭配節拍良好的音樂，用一定的節奏準備出門事宜**，也有助於分泌血清素。

血清素是入夜後分泌睡眠荷爾蒙——「褪黑激素」——的原料。早上進行韻律性的運動，不僅有助於清醒，晚上也能順利地入睡。

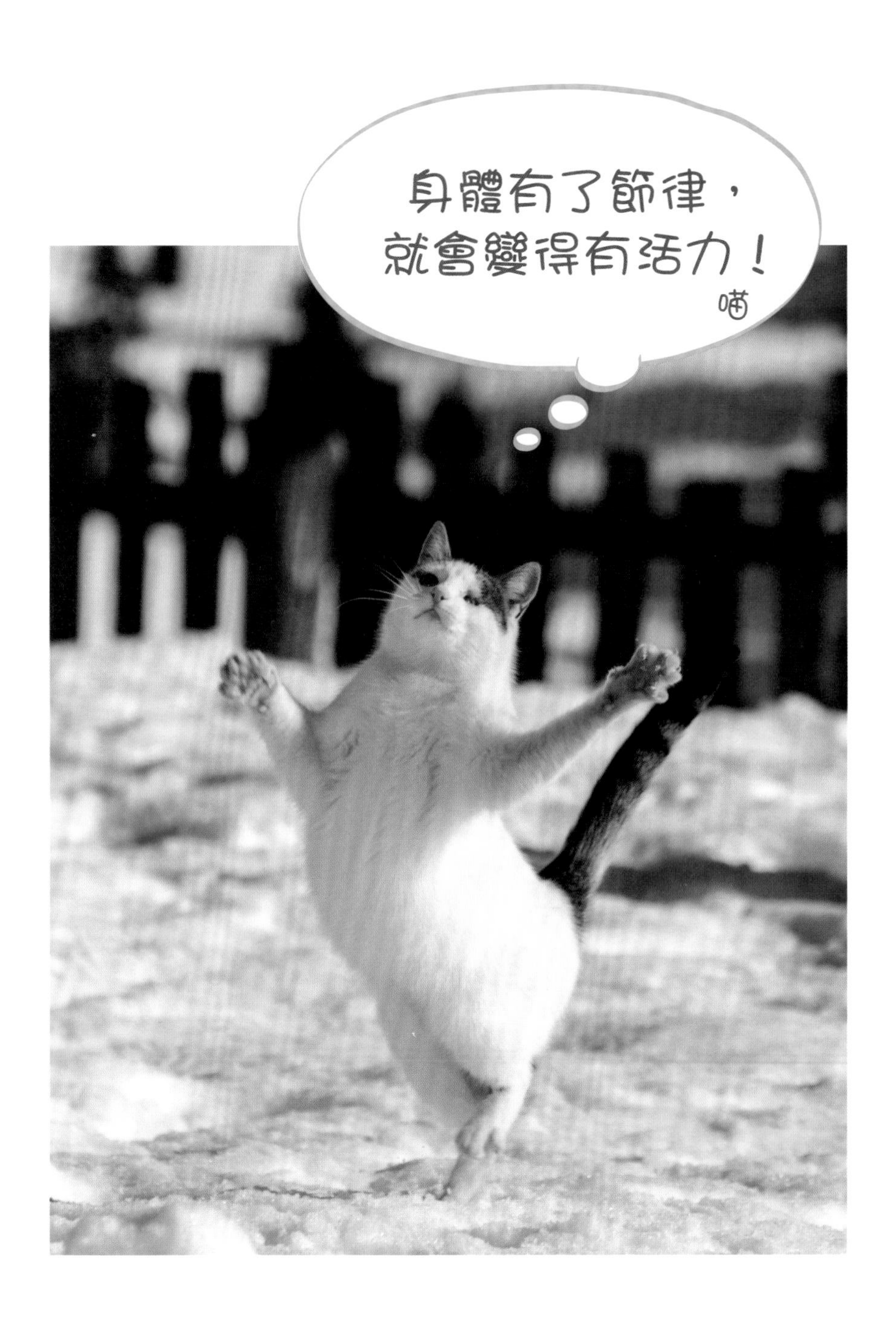
身體有了節律，
就會變得有活力！
喵

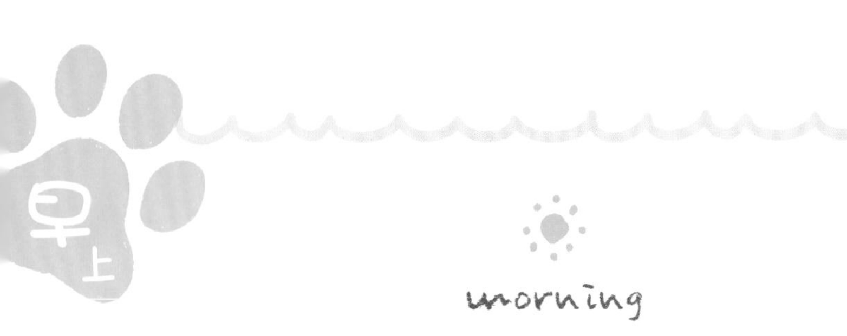

用熱一點的水沖澡或泡腳，讓精神為之一振

早上遲遲無法啟動身體引擎的人，不妨沖個熱一點的澡吧！人在活動時，運作中的交感神經就會受到刺激，使人精神為之一振。所以請**用大約42℃的熱水，強力沖洗個3～5分鐘吧**！

另外，**也很推薦在早上泡腳**。人體的核心體溫一天大約會有1℃的變化，早上是體溫較低的時段。已經起床卻還是無法啟動身體引擎的人，只要泡腳讓體溫升高就能清醒過來。

首先，準備一個大水桶，裝入43～45℃的熱水，讓水量泡過腳踝，泡上5～10分鐘，直到全身都暖和起來為止。在小腿內側距離腳踝4指處上方，有個穴道叫「三陰交」，能改善虛寒和浮腫，並消除疲勞，所以只要讓那一帶溫暖起來，就會有顯著的效果。泡腳最好選在陽光照入的窗邊，如果不行，就要把燈點亮，這樣可以進一步提高效果，讓你充滿活力。

早上泡腳
真讓人振奮啊！ 喵

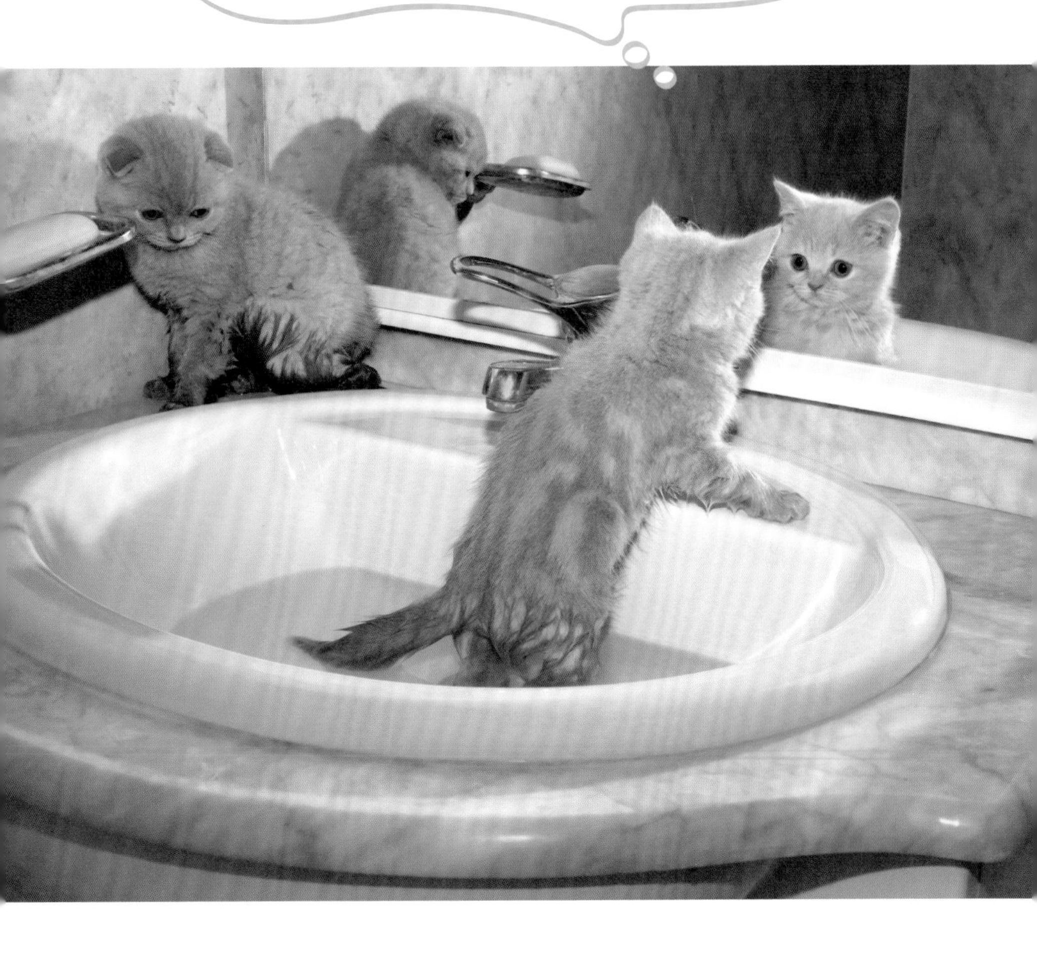

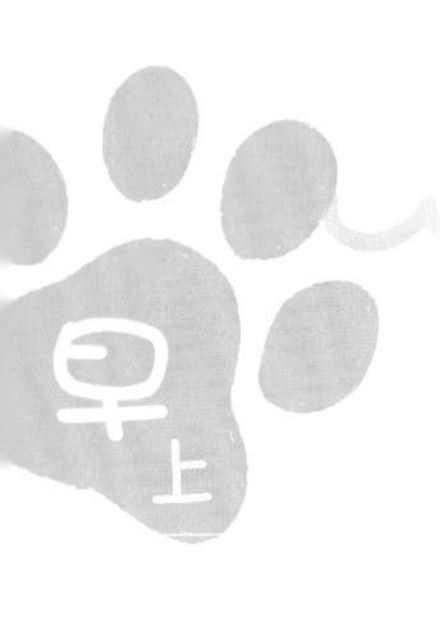

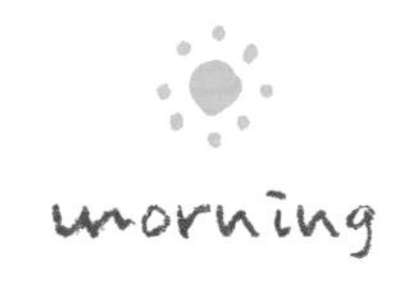

休假注意不要賴床

平常睡不飽，想在假日補眠，於是不設鬧鐘，睡到自然醒。結果（六日連休時）週日夜裡卻老是睡不著，導致週一早上爬不起來，精神超差。你也有過這樣的煩惱嗎？

像這樣白天睡覺，週日夜晚當然不覺得睏，因為人體的機制是，在我們起床15～16個小時後才開始分泌血清素這種讓人想睡的睡眠荷爾蒙，然後讓人在1～2小時後睡著。所以**幾點能睡著，取決於早上的起床時間**。

為了要在假期結束後的早晨神清氣爽地醒來，訣竅就是，**週六首先不能比平常晚2個小時以上起床，然後週日要在平常起床的時間起來**。

如果放假時還是覺得睡不飽的話，不妨先起床讓生理時鐘重設一次，再回去睡覺。然後，平日睡覺也要留意一下，多睡上大約30分鐘。

週日也要早起！喵

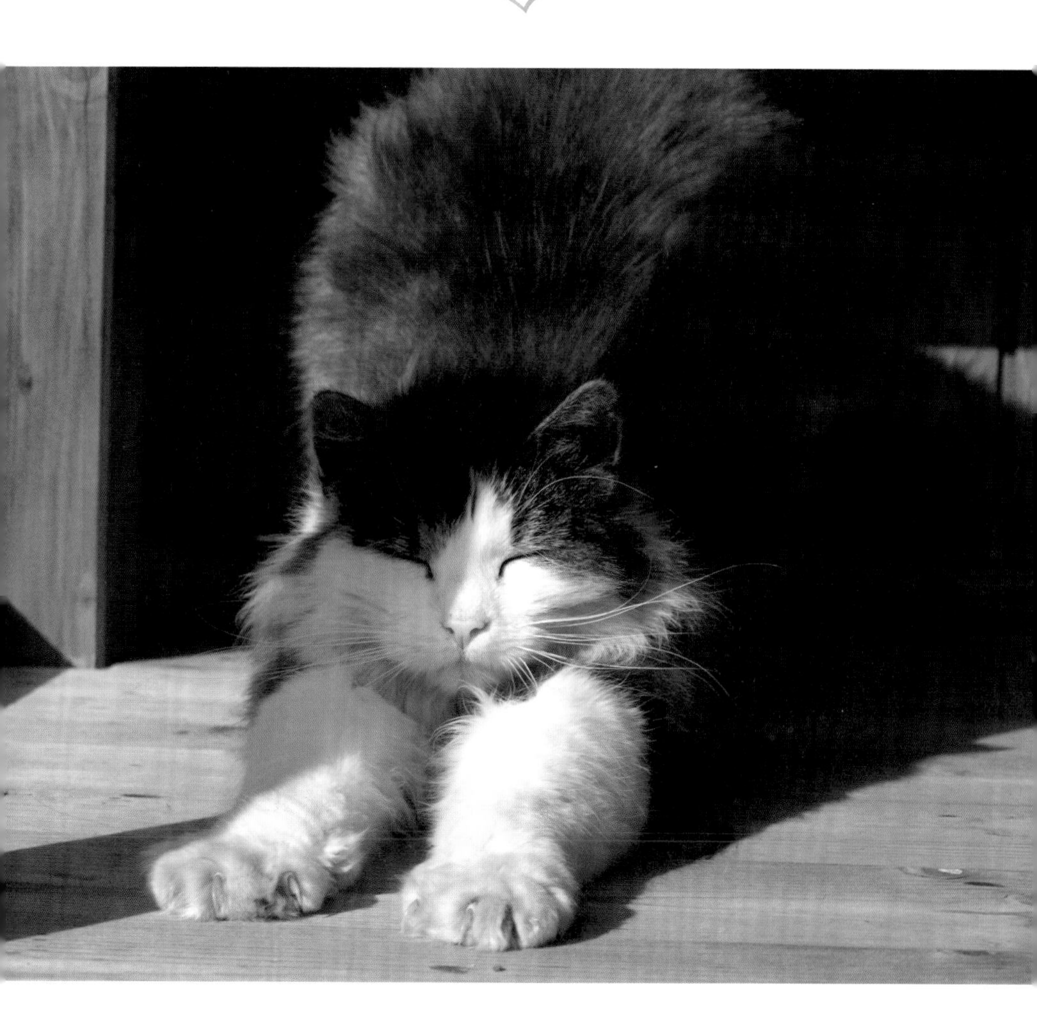

因為我們是愛睡覺（ne）的孩子（ko），
所以日文才用諧音把我們叫做貓（neko），
不過啊，只要能讓朕好好睡個覺，
不管是怎樣都沒關係啦～ 喵

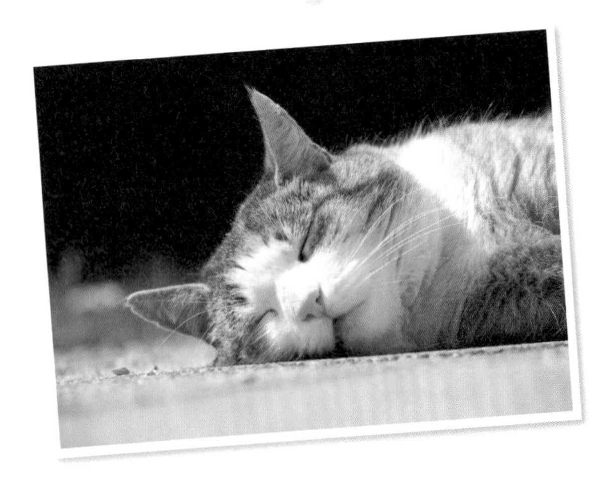

白天

要做的事

daytime

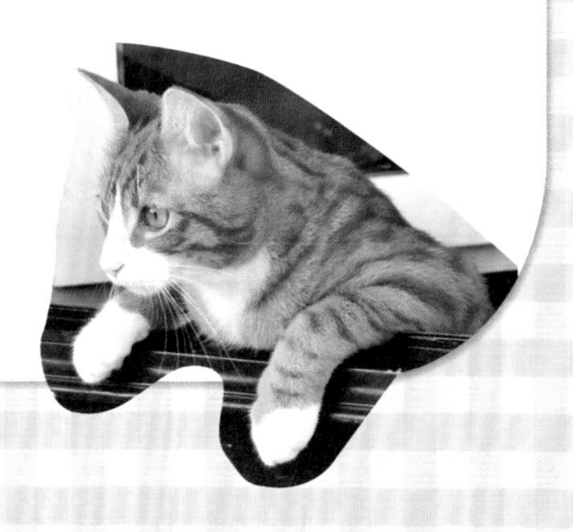

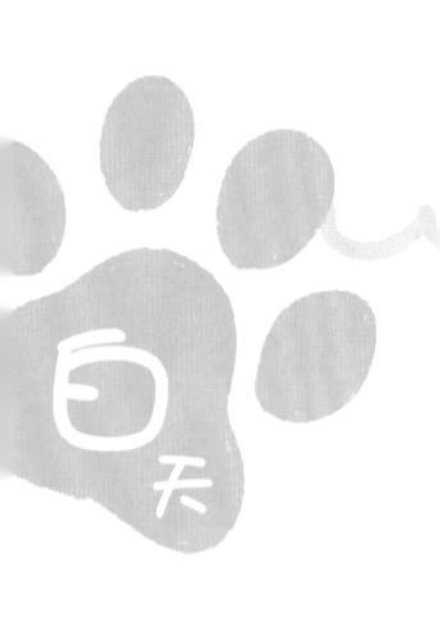

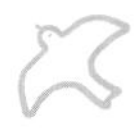

daytime

以和食為基礎，把午餐當作主要的一餐

能改善睡眠品質的飲食基礎就是「和食」。和食是享譽世界的健康飲食，不但脂質少，還富含膳食纖維和維生素、礦物質。**人一旦身體健康，睡眠品質也會跟著提升**。你不需要想得太複雜，只要把「A料理」替換成「B料理」就會變得很簡單，例如，用米飯取代麵包、用蕎麥麵取代拉麵、用味噌湯取代湯品、用日式饅頭取代蛋糕這樣。

話雖如此，對於也想吃義式或法式料理的人來說，也不必忍耐沒關係。因為**就算不是全面改吃和食，只要整體有三分之二是和食，就必定能改變身體和睡眠的狀況**。

此外，在一天之中，應該有很多人會把最能放鬆享用的晚餐當作最主要的一餐，可是晚上一旦吃得太多，不但容易發胖，也會變得不好入睡。所以只要把一天當中的主餐從晚餐改為午餐，改吃米飯配味噌湯、烤魚、涼拌蔬菜、燉菜、醃菜的日式定食就好了。

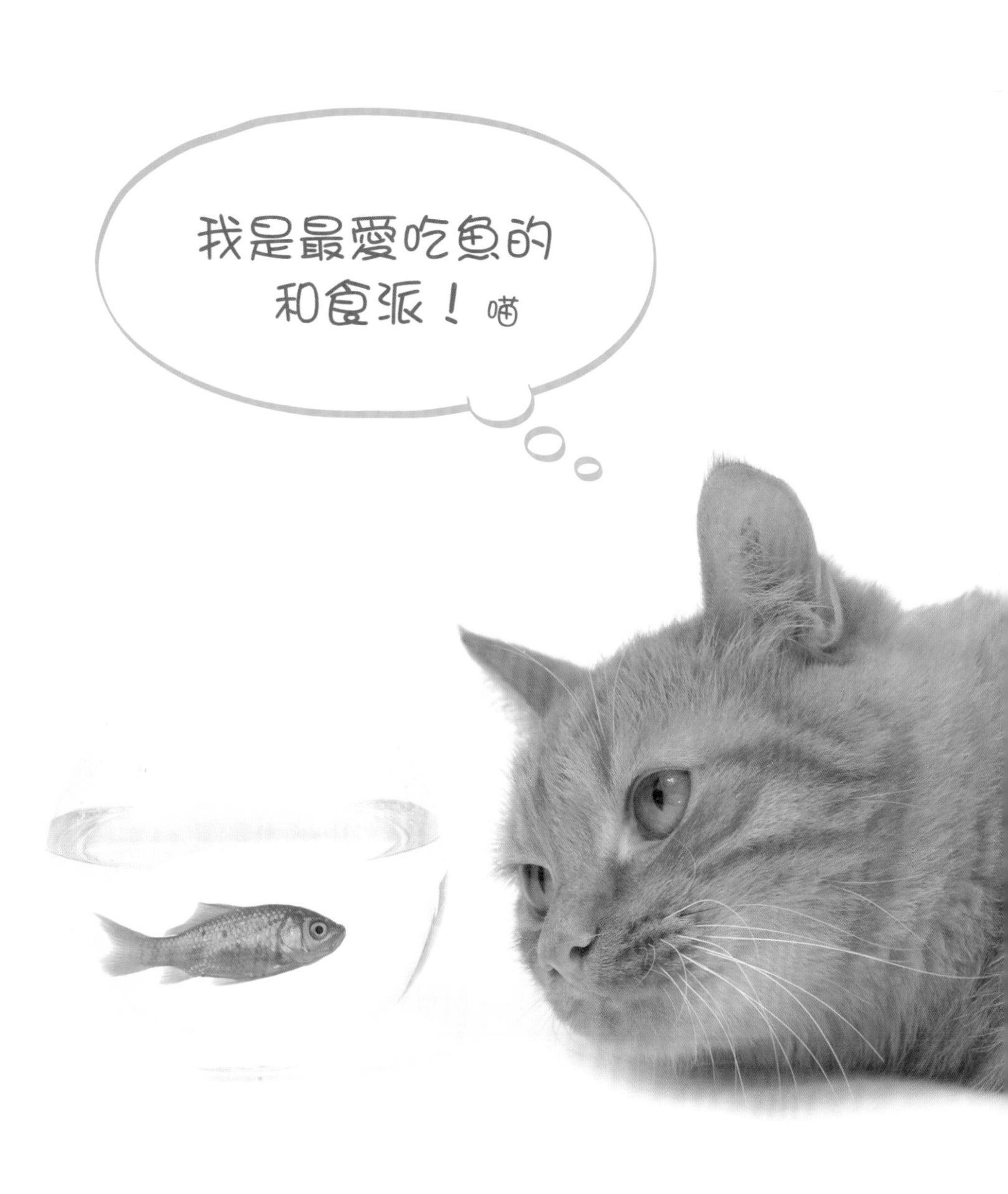
我是最愛吃魚的
和食派！喵

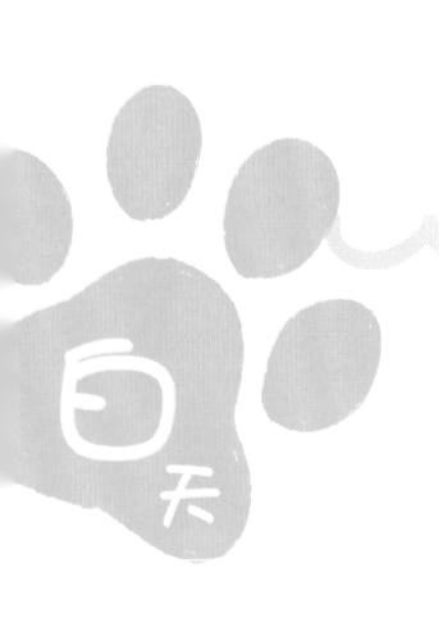

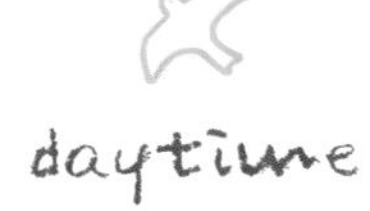

養成午睡的習慣

下午想睡又發懶、無法專心工作或念書的人，請一定要午睡。午睡可以讓人恢復精神，讓很多事情都能順利進行。而且，**只要在午睡後充分活動，晚上自然就會想睡**。要是在搭電車回家或吃完晚餐的時候打瞌睡，就會因為疲勞消除而造成睡眠品質不良，所以只要有睡午覺就可以預防打瞌睡，可說是好處多多。

基本上，午睡要在正午到下午3點之間，而且不能超過20分鐘（55歲以上的人可以睡到30分鐘）。一旦超過20分鐘，便會開始進入熟睡，醒來時就會持續昏昏沉沉的狀態，變成晚上也睡不著。

另外，**午睡前不妨來杯咖啡**。因為咖啡因要在飲用後20～30分鐘才會開始產生興奮作用，所以醒來後就會感到神清氣爽。為了安心入睡，也別忘了要設鬧鐘喔！

睡午覺好處多多！喵

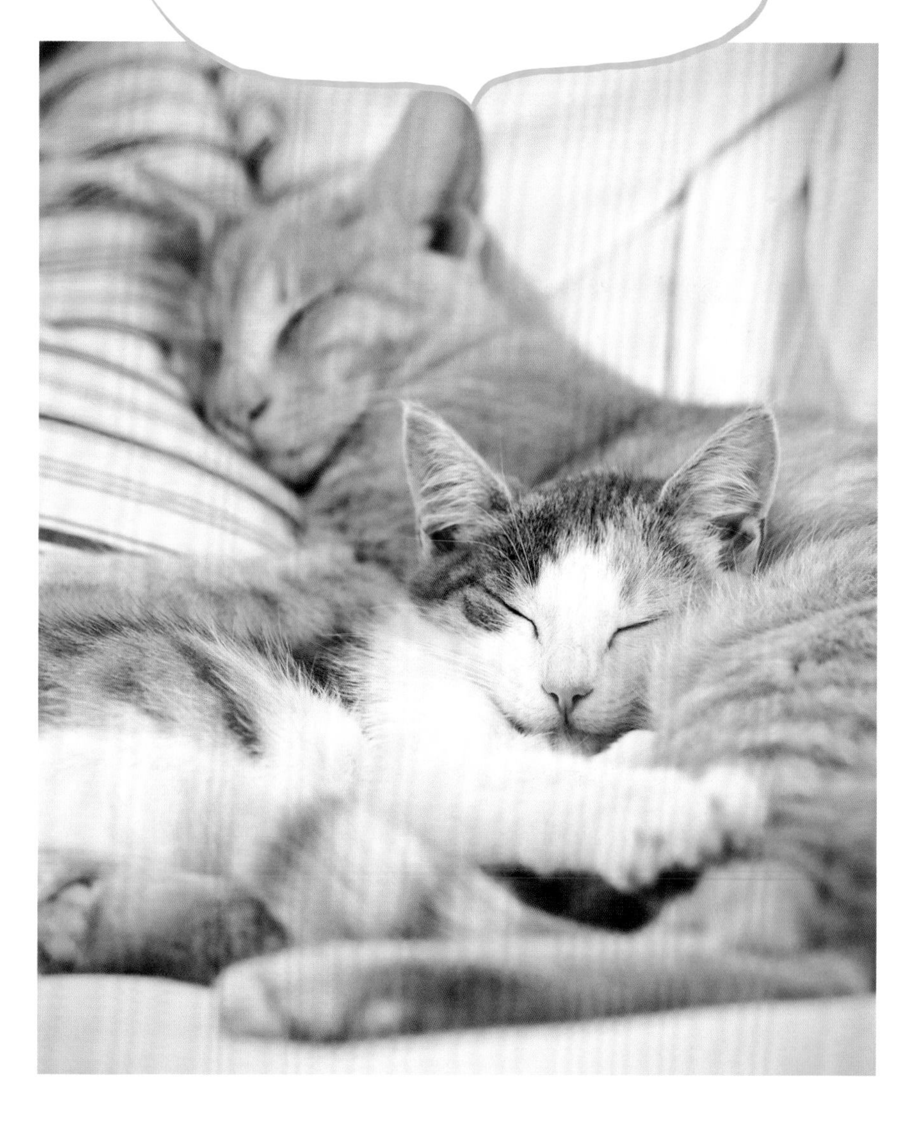

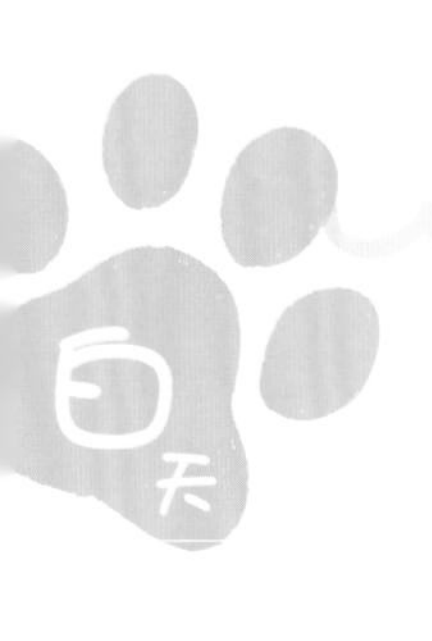

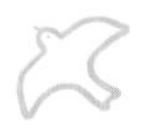

daytime

按壓頭部和臉部的穴道來擊退睡意！

除非你是典型的夜貓子，不然到了下午2～4點這段時間就會感到疲勞和想睡，這是生理時鐘的節奏之一。所以無法午睡時，就按一下消除睡意的穴道吧！

睛明：位於內眼角上面一點點的穴道。用一手的拇指和食指放在左右兩邊的穴道上，往鼻根的方向按壓。這個穴道對消除眼睛疲勞也很有效。

中衝：位於中指的穴道。張開手背，於中指靠食指一側，距離指甲半月與甲溝交界處3公釐的地方（以右手為例，是在指甲的左下角；左手的話是在指甲的右下角），用另一手的拇指指尖用力按壓。這個穴道也有消除焦躁的效果。

合谷：位於手背上拇指和食指骨頭接合處的穴道。在食指側的骨頭邊緣上尋找，按壓時特別有感覺的地方就是合谷穴。這個穴道對頭痛、便祕和生理痛也會有效。請用又痛又舒服的力道按久一點。

如果是手部的穴道，就算上課或開會也可以偷偷按壓喔。

按壓穴道來
擊退睡魔！喵

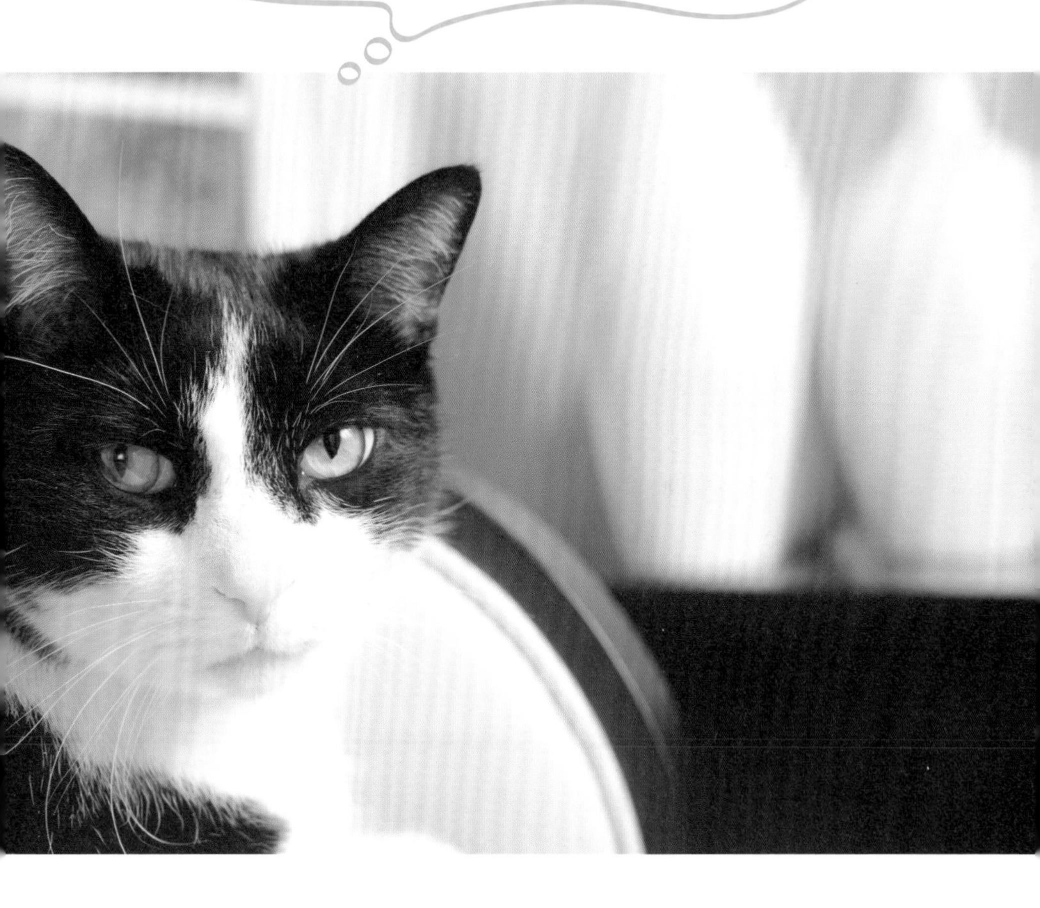

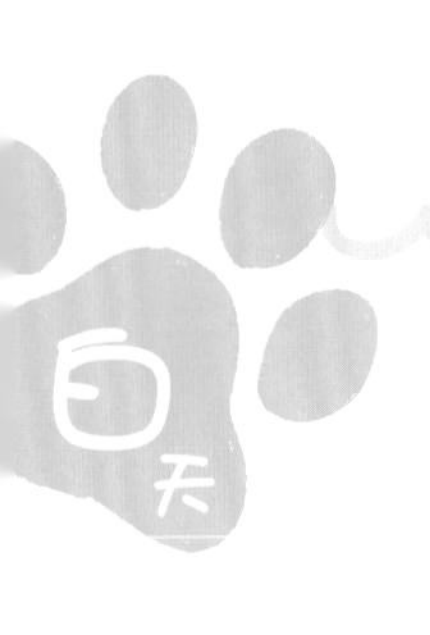

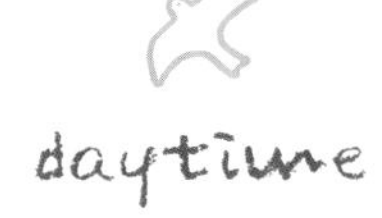

把房間打掃乾淨

晚上想要舒舒服服睡覺的話，打造舒適的房間是很重要的。

你是不是覺得反正沒有人會看到，所以就放任房間雜亂不堪呢？是不是讓房間積滿灰塵、潮濕又悶熱呢？

其實不是只有房間，**要是屋內都能打掃乾淨的話，人的心理狀態也會跟著調適好**，這樣就能放鬆身心一夜好眠了。

雖然房間是很容易緊閉的空間，但保持空氣流通也很重要。打開窗戶，讓空氣流通一下，或使用空氣清淨機也很不錯。

另外，只要把窗戶和鏡子擦得亮晶晶，你的心也會變得開朗積極喔。

平常白天沒有時間打掃收拾的人，**就算只是把床邊整理乾淨**，也能舒舒服服睡個好覺了。

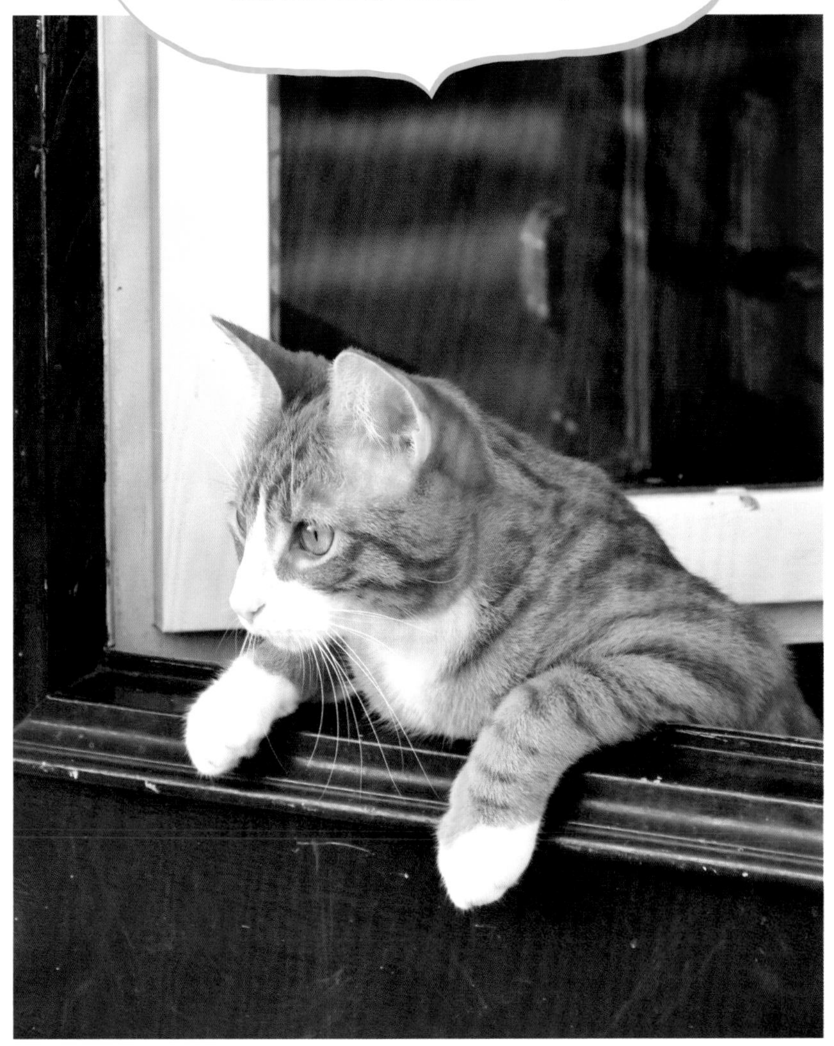
打開窗戶，
讓空氣流通一下 喵

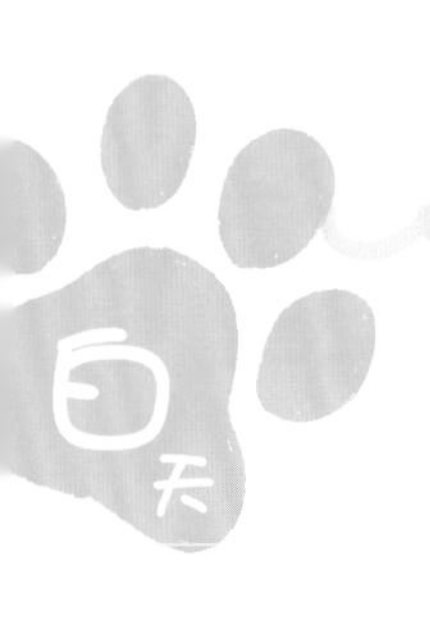

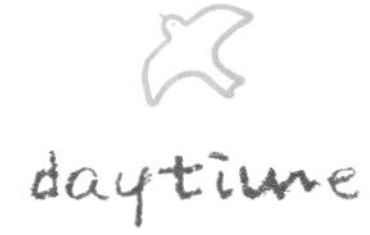

去除寢具的濕氣

在晚上睡覺的這段時間，我們的汗量會達到1杯，尤其是後背躺著的日式床墊或床墊襯，都會吸收大量的汗水，要是放著不管的話，寢具就會因為滯留其中的濕氣而發霉，或是變得不再蓬鬆柔軟。

要去除寢具的濕氣，不妨養成習慣，**在早上起床的時候，把蓋在身上的棉被或毛毯掀開來**。然後，**每週一次，在大晴天的時候晒晒棉被，或是用烘被機烘乾棉被**。當蓬鬆又柔軟的棉被散發著太陽的味道時，睡在裡頭就會感到非常幸福。

還有，枕頭套很容易被汗水和皮脂弄髒而滋生各種細菌，所以每隔3天就要換一次，而床單和被單則是大約1～2週就要換一次。

讓寢具隨時保持清潔舒適，不但能讓人一夜好眠，還能延長寢具的壽命。

蓬鬆又柔軟的棉被最棒了！喵

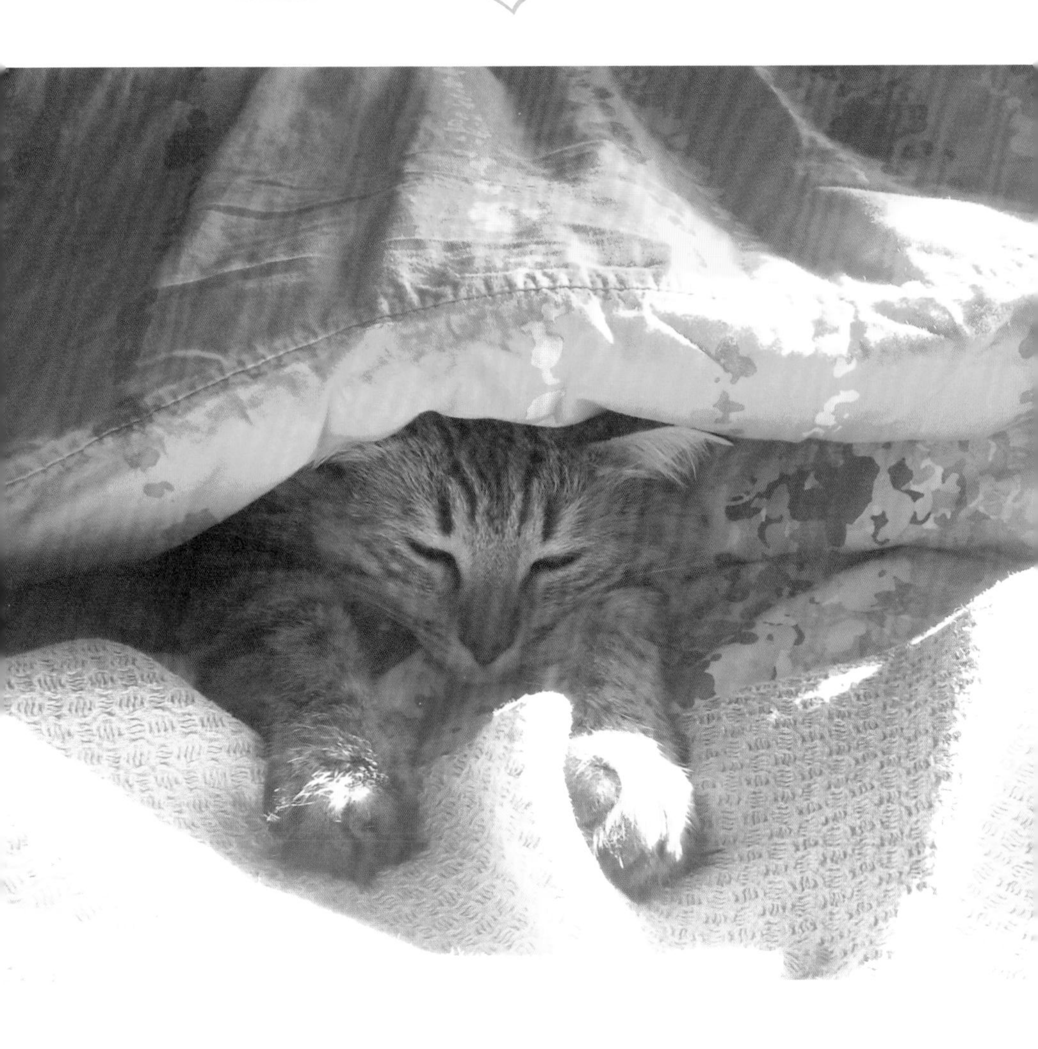

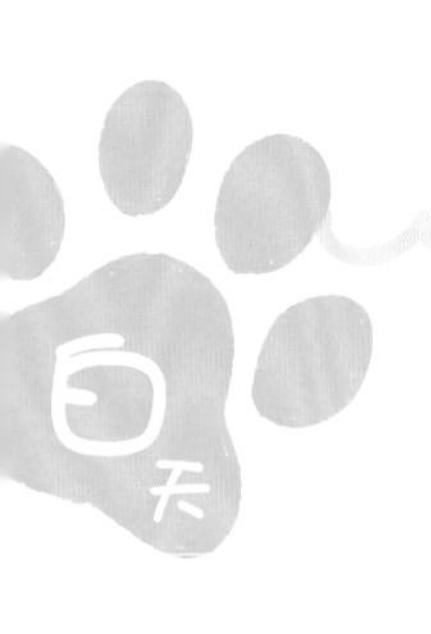

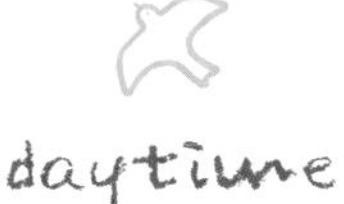

栽種蔬菜或香草

就算不是正統的園藝栽培或家庭菜園也沒關係，不妨用長花槽或可愛的花盆來栽種蔬菜或香草吧！

只要看到植物每天慢慢長大的模樣，心情就會變得愉悅，在不知不覺中露出笑容。

為植物澆水施肥、修整枝葉的時候，因為會讓人專注其中，所以可以讓人恢復精神。而且接觸植物的生長能量，也能讓人從中獲得力量。

蔬菜或香草可以用於觀賞，也可以食用，自己栽種的，還會感覺更加美味。

樸素又可愛的花朵也別具魅力。只要在小小的玻璃瓶裡插入花朵和枝葉，室內的氛圍就會頓時明亮起來，變得優雅又時尚。寢室裡也試著裝飾一下吧！透過栽培植物來整頓心靈，晚上就能迎來美好的睡眠。

快快長大吧！喵

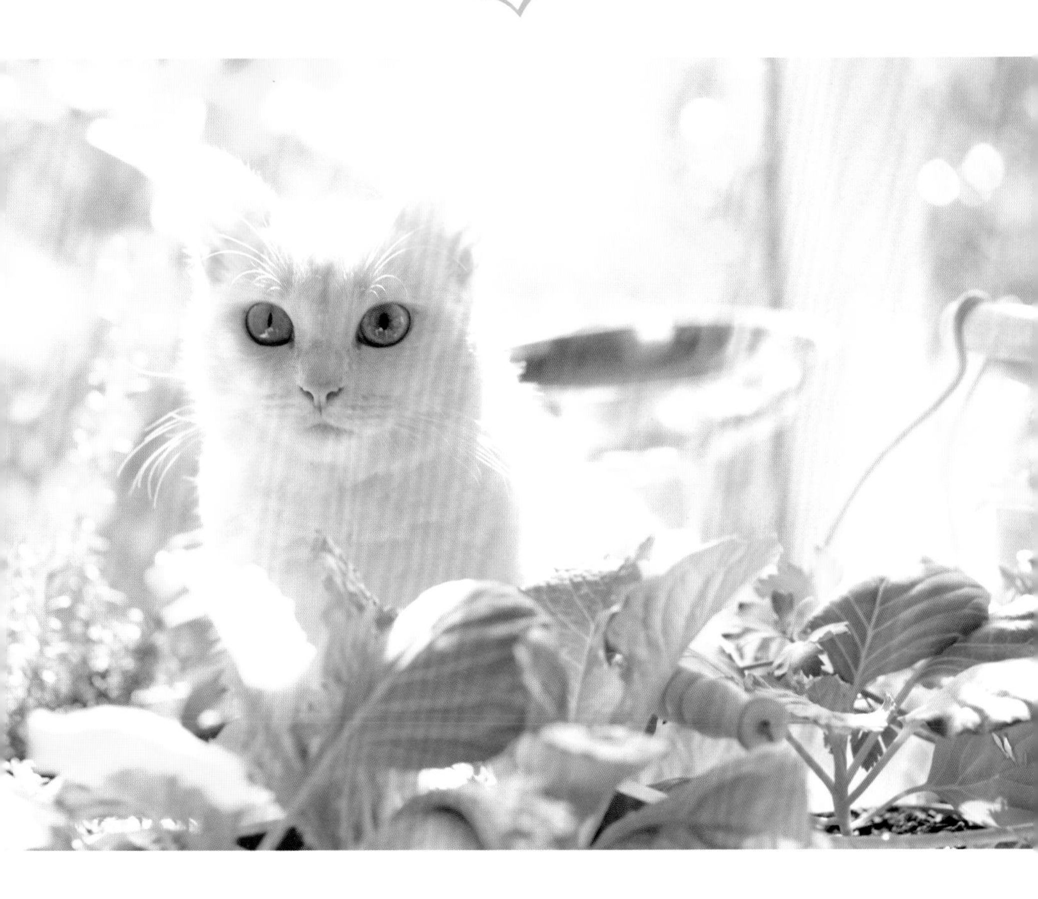

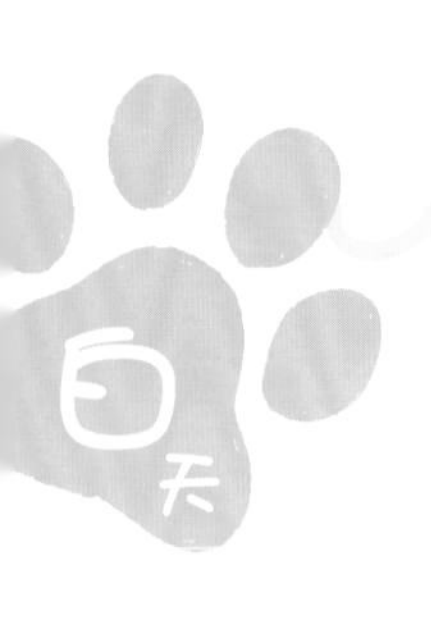

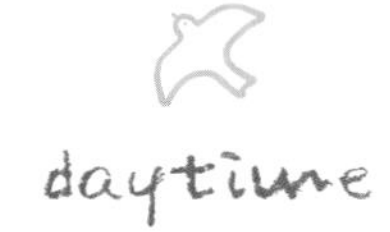

充實白天的活動

你試過了芳香精油，也聽過了療癒的音樂，還用了良好的寢具，卻還是睡不著，也許是你在白天的生活方式出了問題。

你的生活中有輕重緩急嗎？是不是運動不足呢？最近有因為什麼而感動呢？

睡不好的人、淺眠的人、早上無法神清氣爽醒來的人，很容易只想到跟睡眠有關，但最該注意到的，應該是要更加充實白天的活動。

對新奇的事物抱有興趣、埋首在自己的興趣裡、積極外出運動、跟人碰面……你的今天應該會根據你的意識而變得跟昨天不一樣。

白天的活動與夜晚的睡眠，維持這兩者的平衡，才是深藏不露、提高睡眠品質的祕訣。

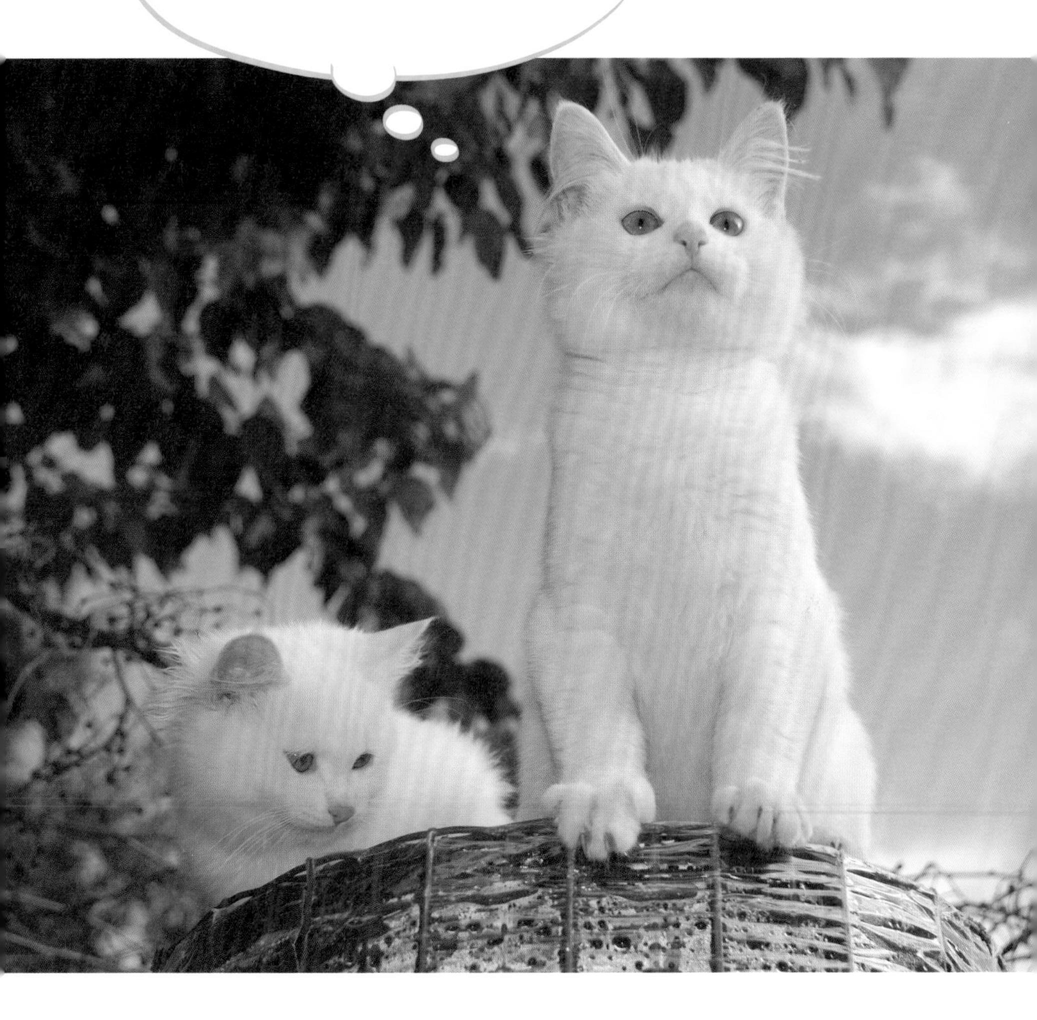
來尋找更多好玩
的事吧！喵

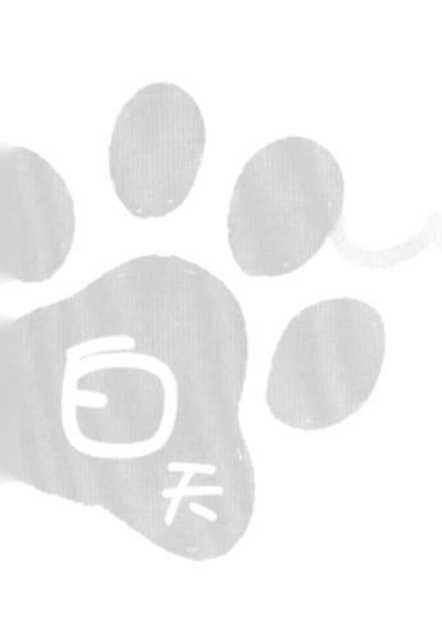

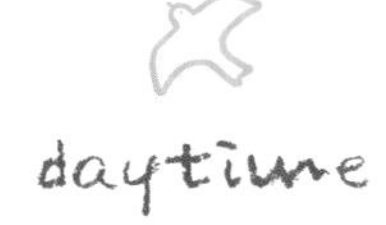

鍛鍊肌肉，擊退虛寒

有很多女性都因為身體冷得難受而難以入眠。

女性虛寒的原因之一就是肌肉量太少。因為肌肉是產生熱能的工廠，所以**相較於男性，少了大約1成肌肉量的女性，本來就比較容易發冷**，而且隨著年紀增長，肌肉量還會變得更少。

想要提高生產熱能的能力，就必須重視運動來鍛練肌肉。你可以把水裝進500ml的寶特瓶，把它當作啞鈴來**鍛鍊臂力**，也可以**一邊看電視一邊做仰臥起坐**。

單腳站立或深蹲，也是能夠輕鬆鍛鍊腰腿肌肉的運動。單腳站立時左右腳各1分鐘，一天只要進行3次，就有等同於健走53分鐘左右的運動量。

沒有時間的人，**就算只是爬爬車站的樓梯也OK**。不僅能提升肌力，還能改善血液循環，擊退虛寒。

鍛鍊肌肉的祕訣就是
努力不懈喔！喵

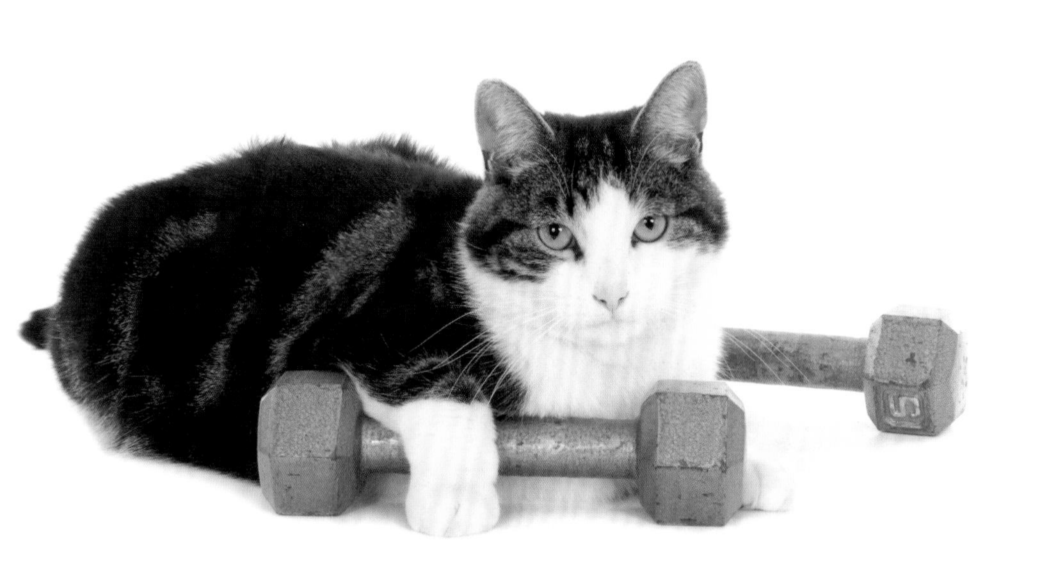

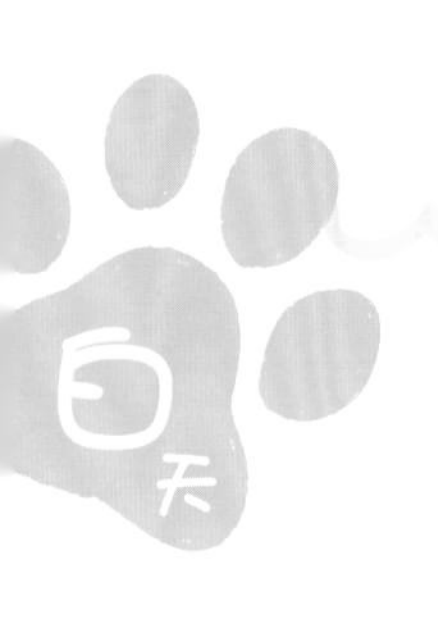

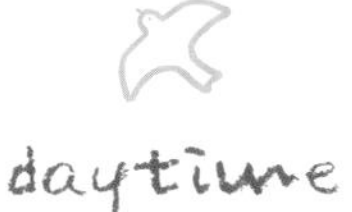

在傍晚運動，提高體溫

運動之後，當天是不是有特別好睡呢？這是因為運動會讓二種有效助眠的機制同時作用的緣故。

一是，人只要累積疲勞，就會讓自己睡著來維持健康狀態的機制。

二是，人只要運動，體內溫度（核心體溫）就會暫時上升，於是**在體溫急遽下降的時刻，就會有一個機制開啟睡眠開關**。

另外，在全球進行的研究也都顯示，「**有運動習慣的人，比較少有睡眠煩惱**」。

運動效果最好的時間，是從傍晚之後到就寢前3小時之前的這段時間。但是在激烈運動後，反而會因為交感神經興奮而睡不著，所以最好是健走、超慢跑（步幅大約10cm，比快走還要慢的速度）或是瑜珈這類不勉強又能持續下去的運動。

下班回家提早下車，
走一站回家吧！喵

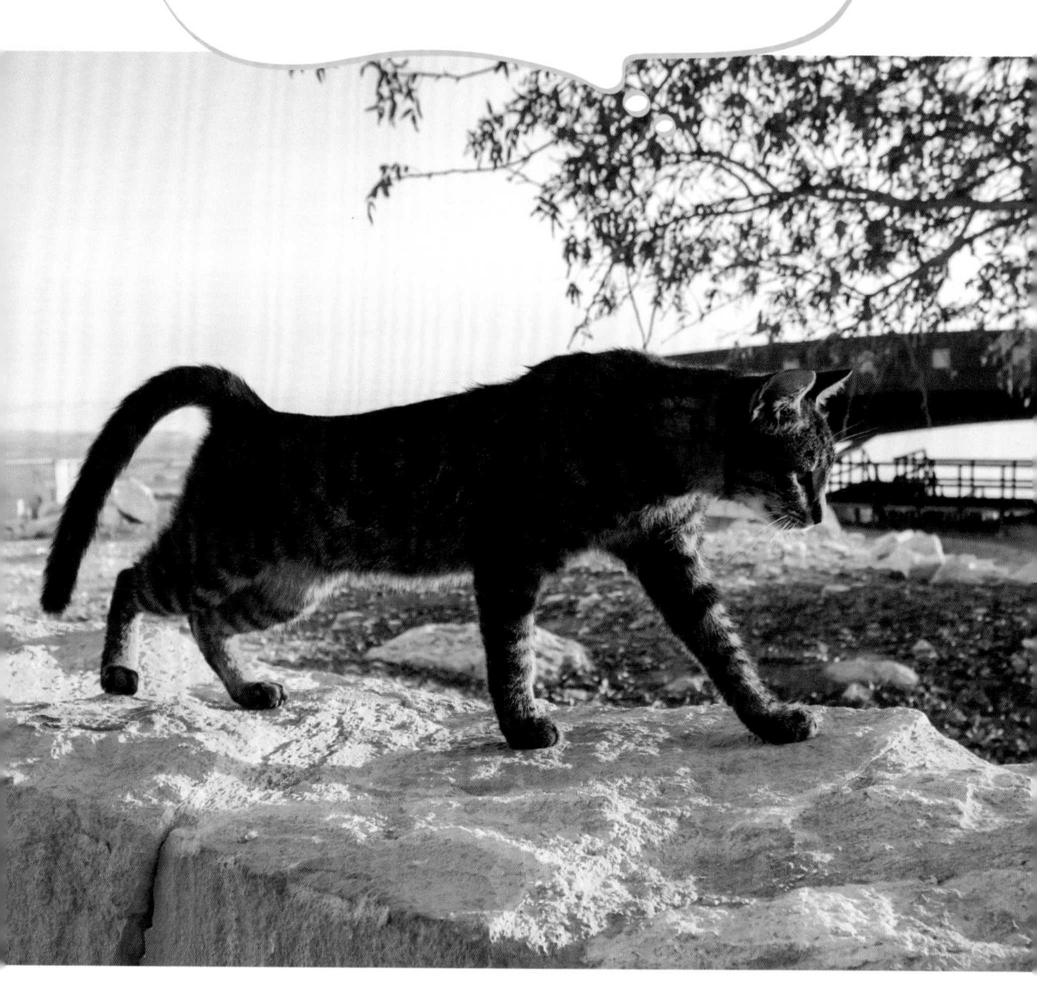

你有看過公的三色貓嗎？
超稀有喔！好像 30,000隻
才會見到一隻呢。
可是在街角看到朕的時候，
也不能因為這樣就把朕抓走喔！喵

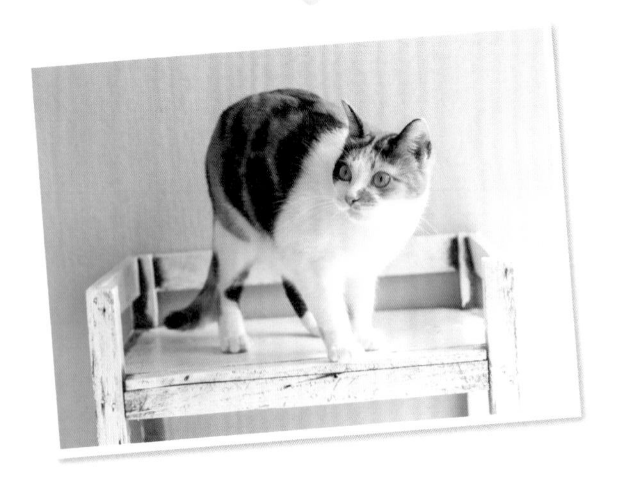

晚上
要做的事

night

讓人變得好入睡

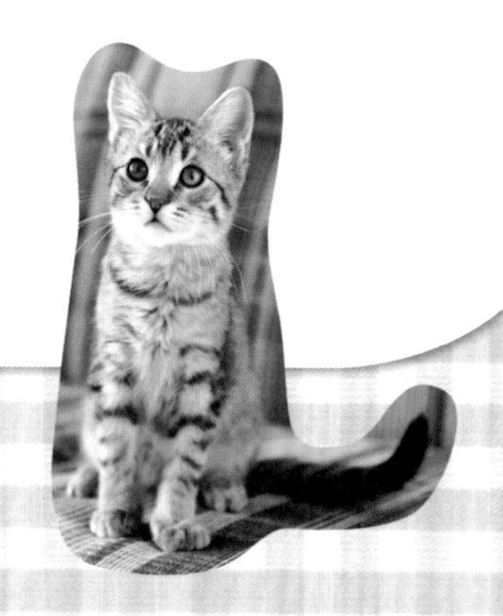

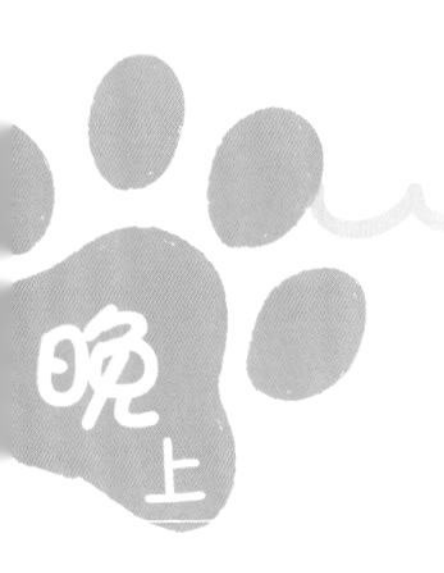

night

就寢前的8個小時內禁止打瞌睡

你是不是也曾這樣，在努力工作一整天後，回家吃過美味晚餐，還喝了點小酒，然後就在整個人鬆懈下來的時候，看著電視打瞌睡。**其實，像這樣打瞌睡就是晚上睡不著的一大原因**。

我們只要在白天確實地活動身體，累積疲勞後就會變得很好入睡。

為了累積疲勞，重要的是在就寢前的8小時內保持清醒。例如，**晚上11點睡的人，只要在下午3點以後打瞌睡的話，就無法在平常的時間睡著**。雖然我們常看到有人會在搭電車回家的時候睡著，可是要小心別跟他們一樣，因為這樣會讓你上床後遲遲睡不著喔。

從傍晚到夜晚的這段時間內，如果你老是會很想睡的話，不妨在正午到下午3點之間，養成午睡15～20分鐘的習慣吧！

就算很想睡也要
撐著……撐著…… 喵

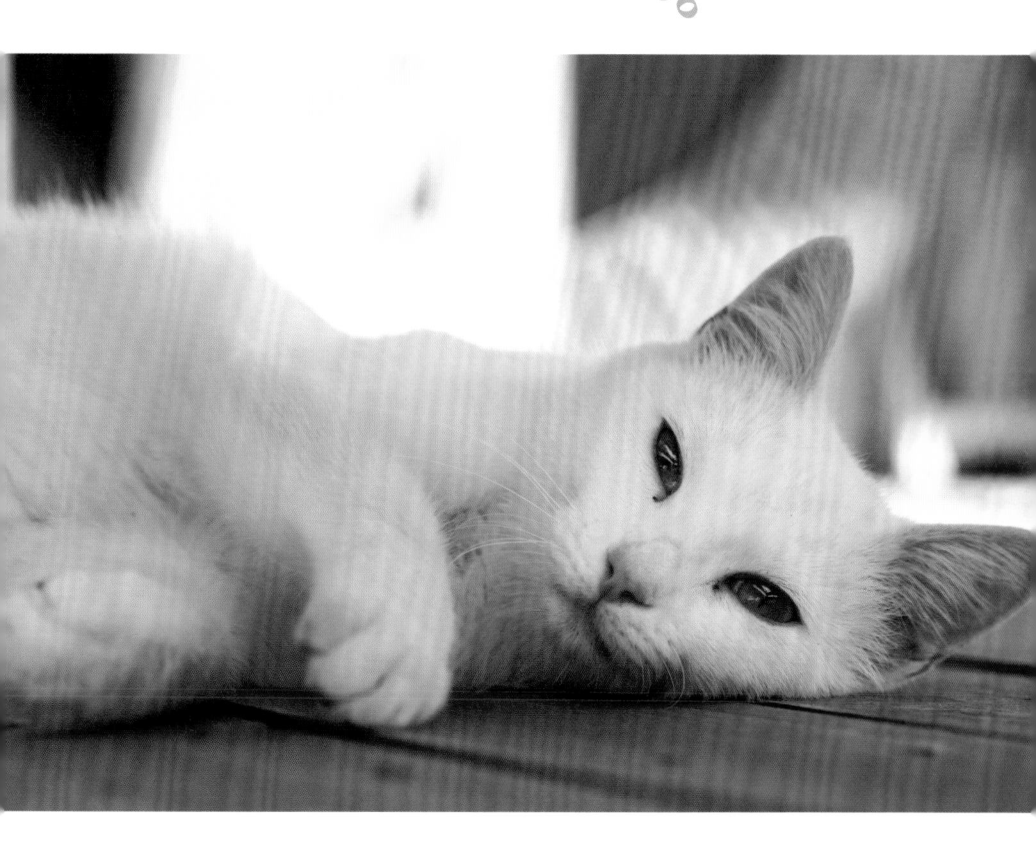

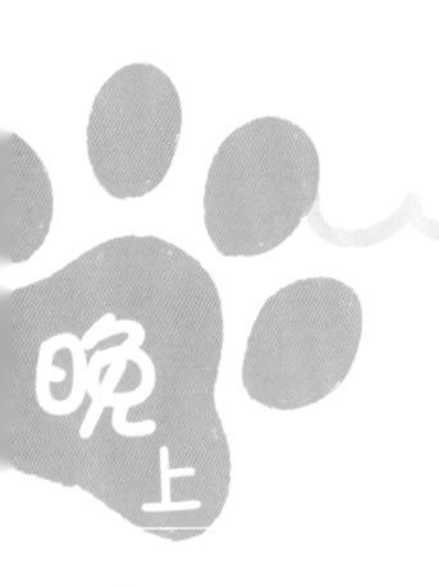

night

溫水浴15分鐘，水不泡過肩

你是不是因為忙碌而只用淋浴沖澡呢？如果你是這樣，今晚就趕快開始改成泡澡吧！

泡在熱水裡，雖然會讓體溫一口氣暫時升高，但之後急遽下降的時候，就會開啟「睡眠開關」。像這樣的體溫變化越大，就越能改善入睡情況，讓睡眠也變得更深沉。

一夜好眠的基本入浴方式，是用溫水泡15分鐘左右的不過肩全身浴，夏天水溫在38～40℃，冬天則是39～41℃。溫水浴會讓自律神經中的副交感神經活潑運作，所以會讓人非常放鬆。另外也推薦使用高保溫效果的入浴劑，可以挑選自己喜歡的香味喔。至於什麼時候入浴最好，雖然要依體質和水溫而定，但大約是在**就寢的1～2小時前**，請找出自己的最佳入浴時間吧！

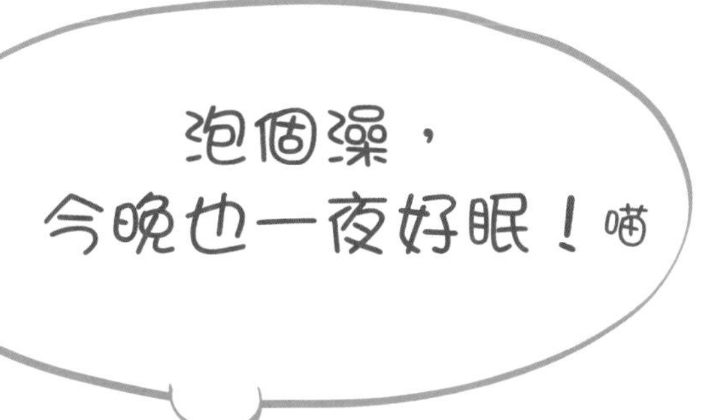
泡個澡，
今晚也一夜好眠！喵

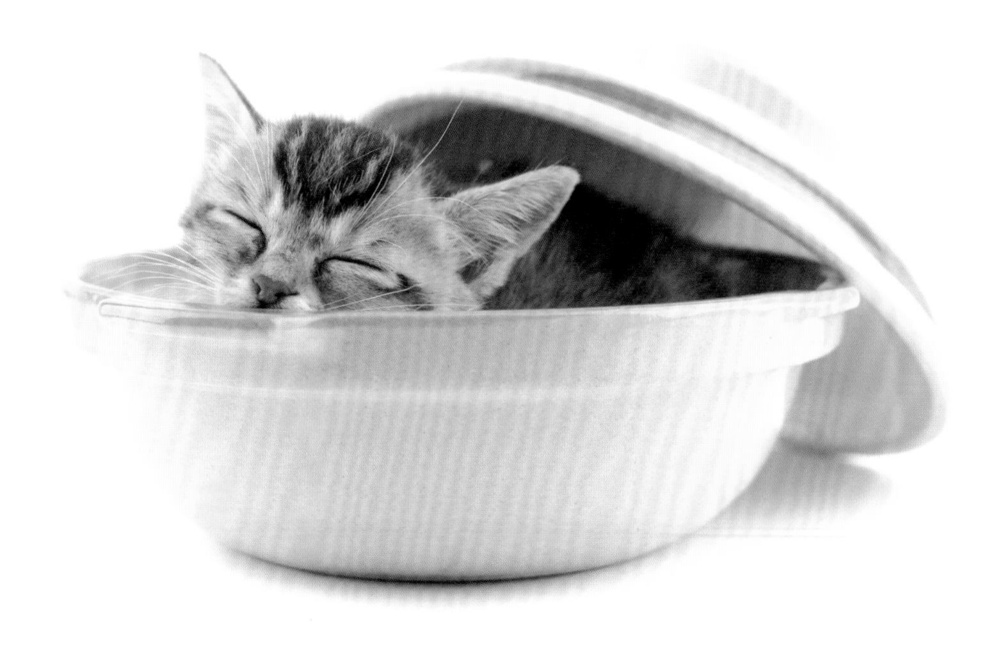

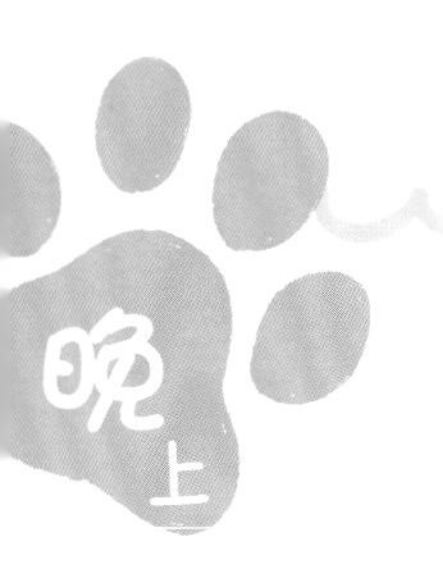

night

抽菸會讓睡眠品質變糟

香菸所含的尼古丁會刺激交感神經，增加緊張和興奮。只要一抽就會讓人睡意全消，所以很多人都戒不掉。

因為**香菸的清醒作用可以持續1個小時左右**，所以睡前抽菸會妨礙入睡，造成淺眠。目前也發現**「菸抽得越多，失眠的比例就越高」**。

另外，抽菸恐怕也會增加「睡眠呼吸中止症」這種睡夢中停止呼吸的風險。而睡眠品質變糟，會讓人在白天突然感到很睏，有時候也會造成交通事故。很可怕對吧！

只要抽菸，血液循環就會因為血管收縮而變糟，對肌膚也很不好。就算是為了美容也好，要不要試試看努力戒菸呢？

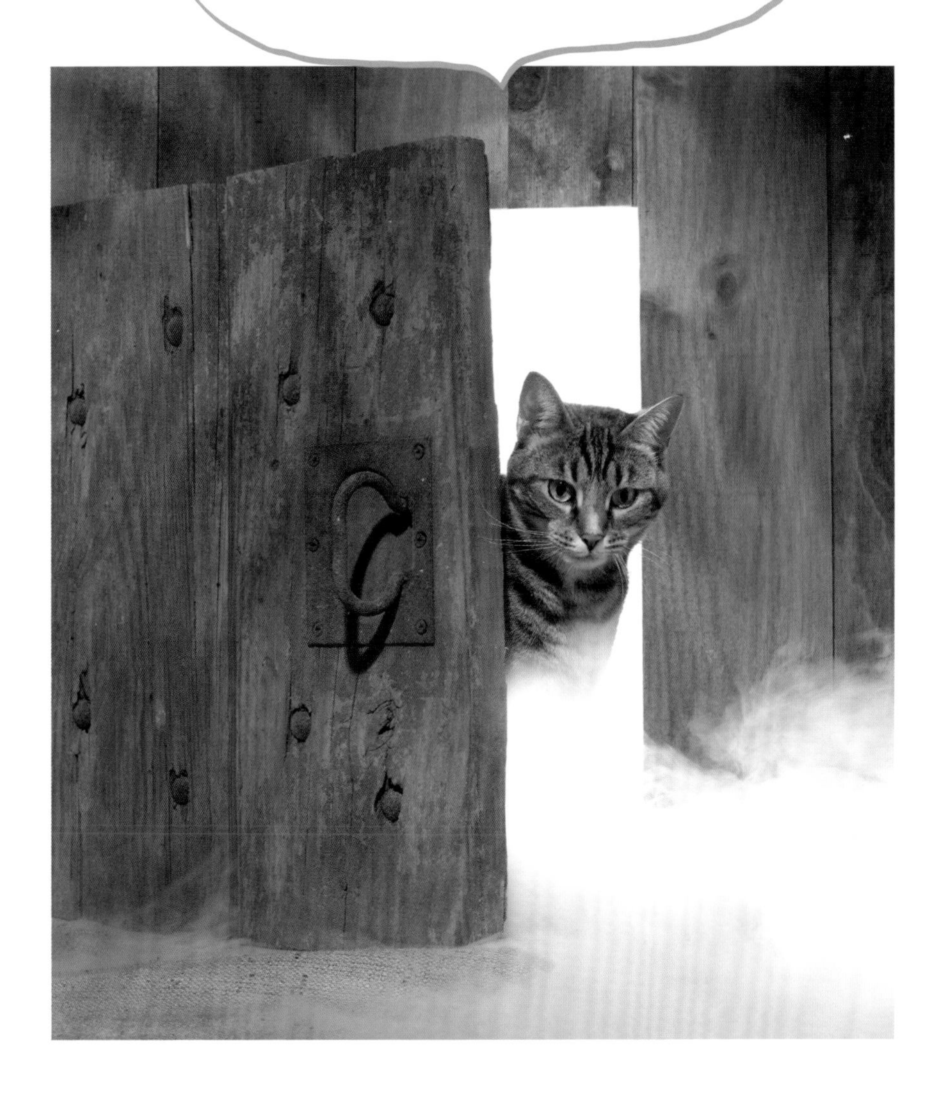
抽菸對皮膚
也很不好喔！喵

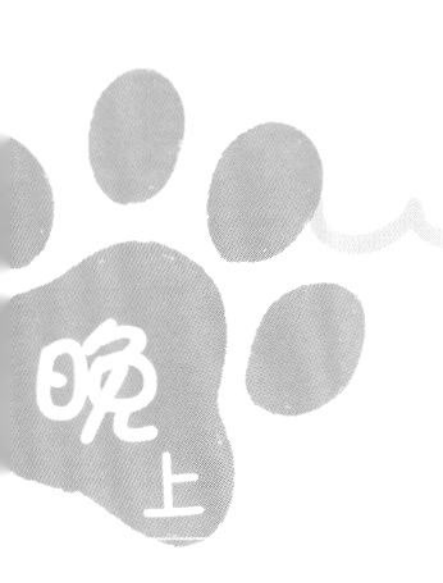

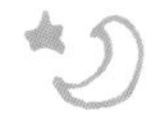

睡前不要收發電子郵件

電腦和手機的畫面，以及LED燈中所含的藍光，具有醒腦的作用。根據英國的研究顯示，睡前收發電子郵件帶來的清醒效果，**最高竟然等同於2杯義式濃縮咖啡的分量**！因此，**就寢的1小時前，如果眼睛照射到藍光的話，就會變得很難入睡。**

不僅如此，**使用電腦和手機收發電子郵件時，會讓交感神經變得活潑**，自然會妨礙入睡。

雖然晚上要避免收發電子郵件，但早上醒來馬上查看手機畫面，讓眼睛照射到藍光，反而會讓人加快清醒。因為滑動手指也可以改善大腦運作，所以這是早上建議的動作之一。

「與其晚上滑手機不如早上滑手機」，從今天開始請務必這麼做吧！

電腦只能用到
睡前1小時喔！喵

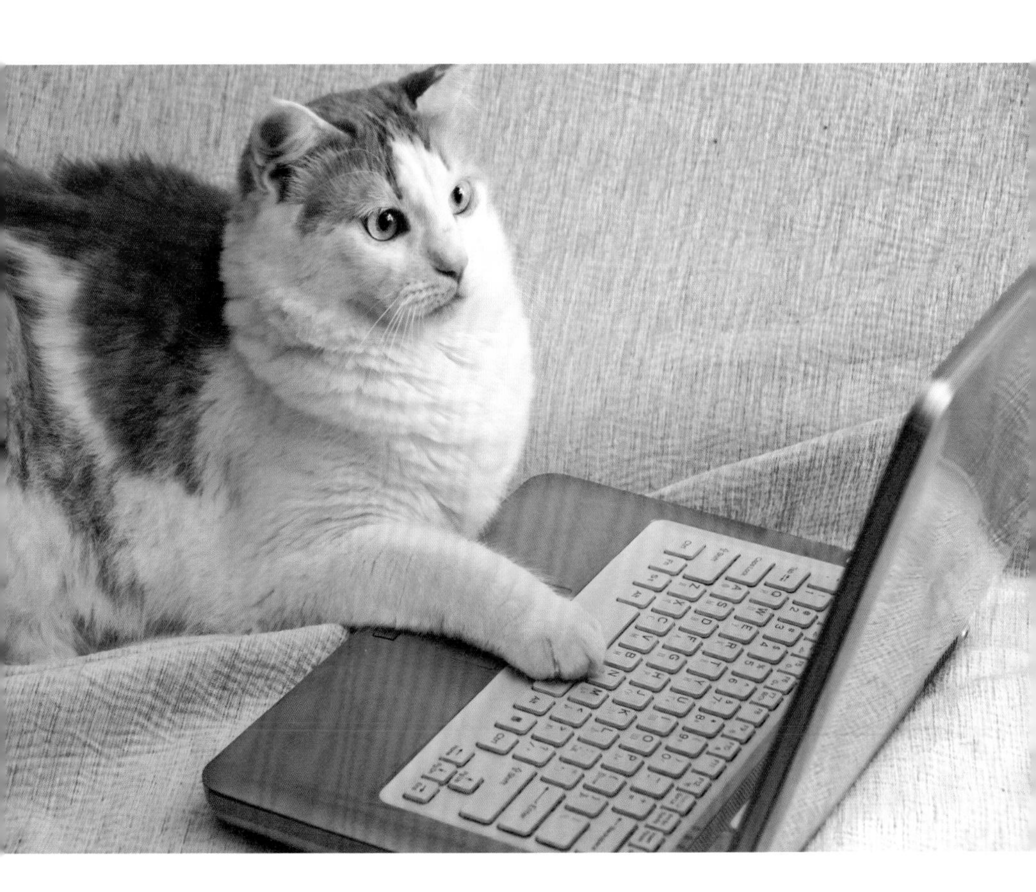

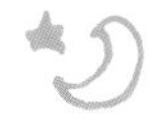

night

不要太在意
睡眠的黃金時間

「晚上10點到凌晨2點是肌膚的黃金時間，所以一定要在這段時間睡才行。」你是這樣想的嗎？的確，睡覺時分泌的「生長激素」能提高身體的新陳代謝，促進皮膚代謝更新，不過，**生長激素並不是只在這個時段才大量分泌**。

我們剛睡著時，所進入的深層睡眠，用稍微艱深一點的專業術語來說，就是「慢波睡眠」。生長激素會配合這段慢波睡眠，在入睡後的大約3小時內集中分泌。換句話說，**就算不在晚上10點睡覺，熟睡本身就對肌膚有益**。

雖然有些人會想，既然如此，只睡3小時不就好了？可是，分泌的生長激素需要時間來循環體內，所以還是好好睡上6～8小時吧！

熟睡過後就會讓毛色
光滑柔亮喔！喵

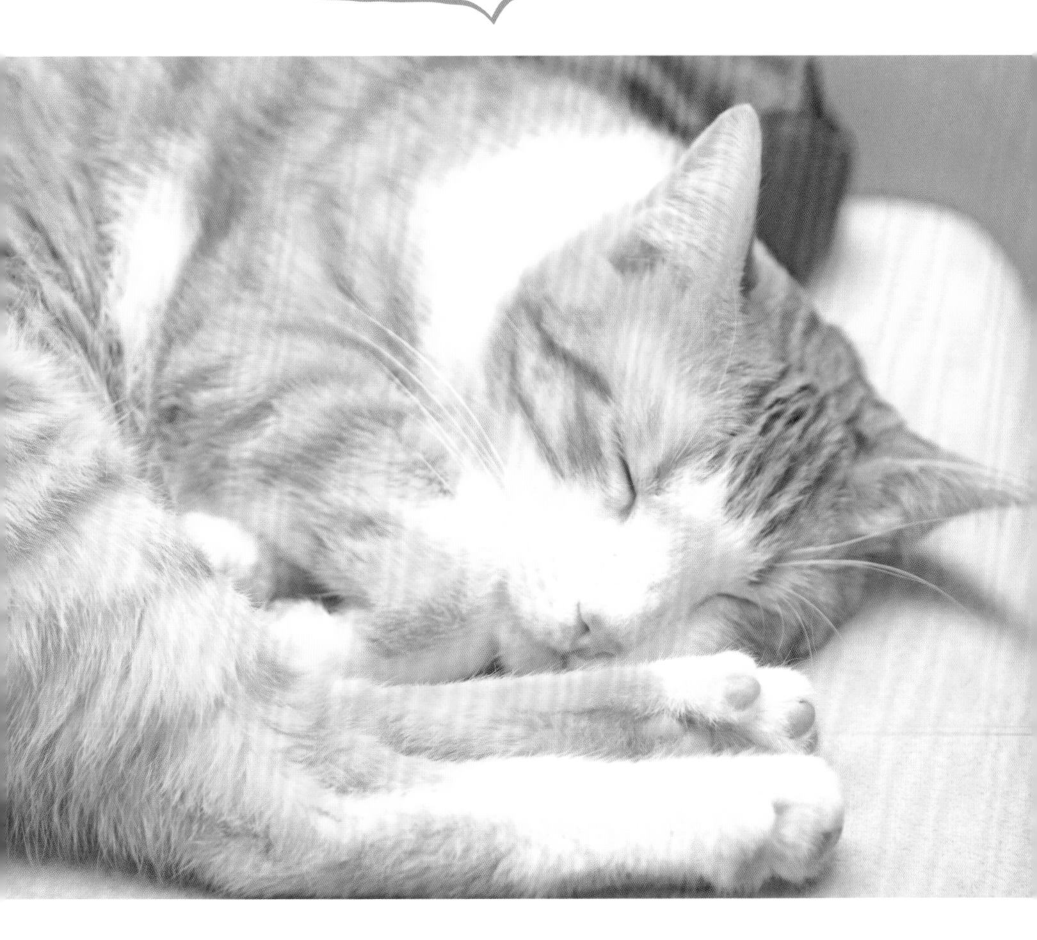

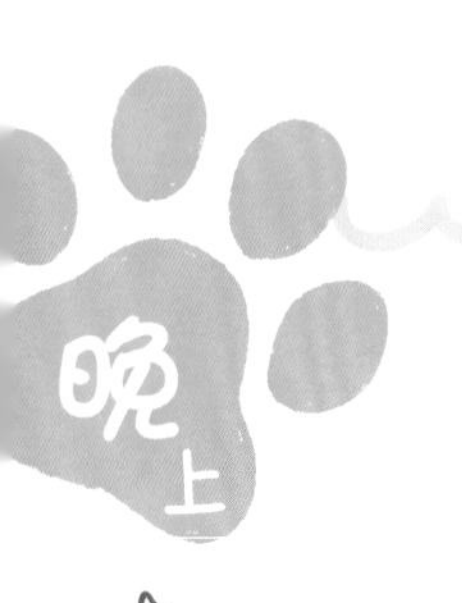

night

還不睏
就不要躺在床上

躺在床上輾轉難眠的天數如果持續下去，就會開始感到不安，覺得「今天是不是又要失眠了……」，於是就會變得更加睡不著。

從早上起床沐浴在陽光下，大約要經過15～16個小時後，晚上才會覺得睏，所以在這之前上床睡覺，自然會睡不著。而且，白天如果不怎麼活動的話，就不會累積疲勞，也就不會覺得想睡了。

雖然有些人認為，沒有睡滿8小時會有礙健康，但這其實是誤解，只有未滿20歲的人才需要睡滿8小時。我們所需的睡眠時間會隨著年齡增長而減少，有很多人在25歲時需要睡7個小時，45歲時需要睡6個小時半，而65歲時則是睡6個小時就足夠了。

明明不睏，卻逼自己睡超過所需的睡眠時間，只會讓自己更難入睡，變得淺眠，一點好處都沒有。所以不要拘泥於就寢時間，等真的想睡了再鑽進被窩吧！

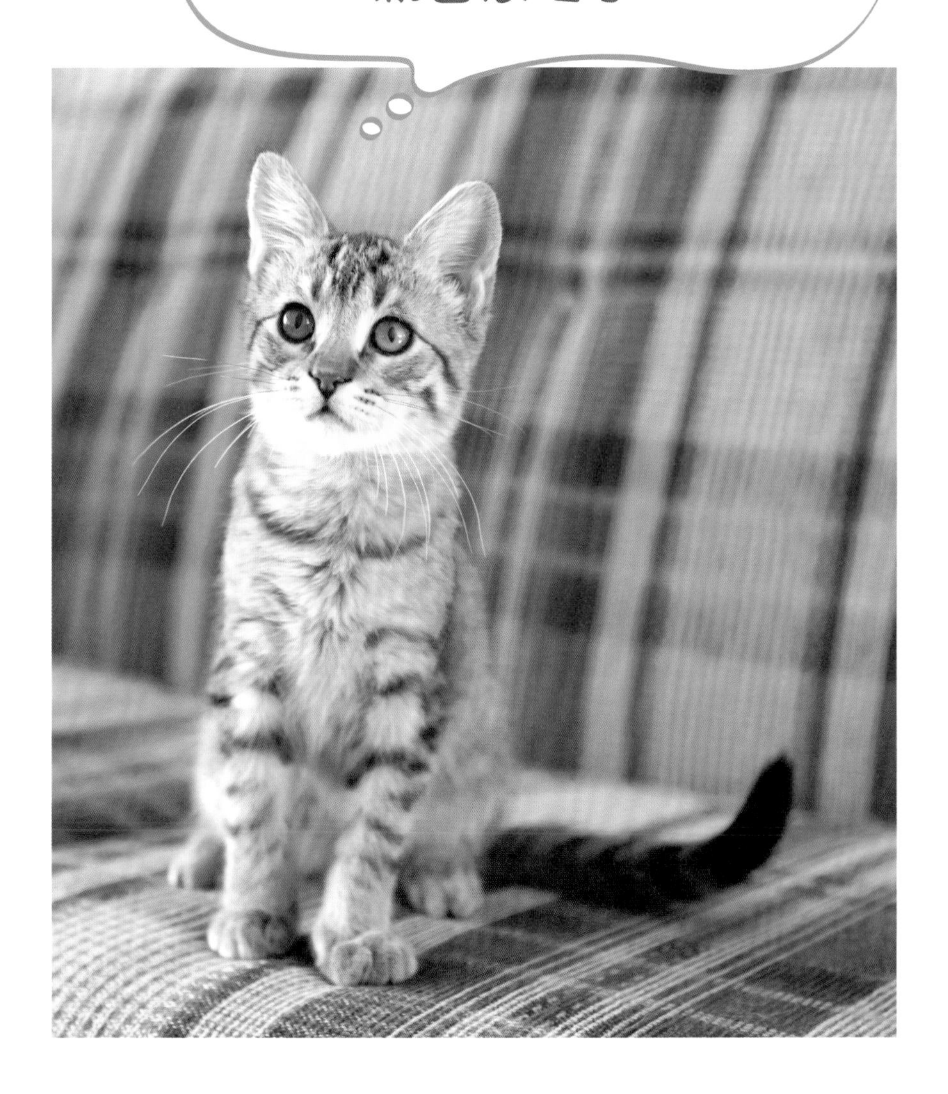
別擔心，時間到了
就會想睡了。喵

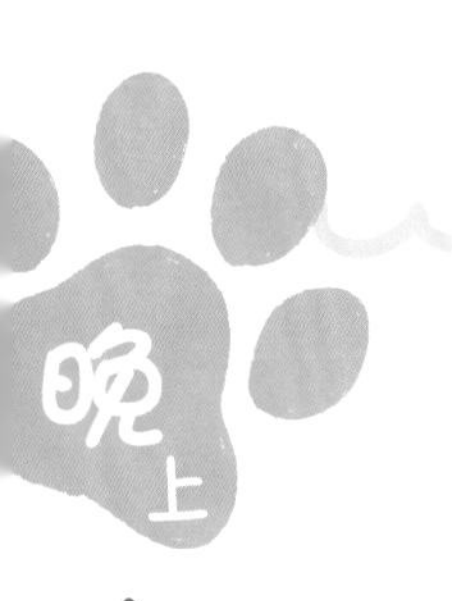

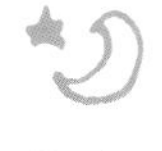

把艱澀難懂的書放在床邊

你有沒有遇過，在上無聊的課時，睏到無法自拔呢？或是有過這種經驗，在看哲學書這類無法順暢閱讀的艱澀書籍時，感受到一陣睡意襲來呢？

我們遇到討厭的事或不想做的事時，為了逃避就會變得想睡。為什麼呢？因為只要睡著，就不用去應付那些事了。如果在工作上或學習上逃避，之後倒楣的還是自己，可是如果反過來利用這個機制，就能活用在睡眠上。

請在床邊準備一本艱澀難懂的書，像是六法全書、日本國憲法或是托瑪．皮凱提的《二十一世紀資本論》，應該都很不錯。

不過，**請避免擺放推理小說或是你喜愛作家的小說**，否則在意起接下來的故事發展，就會興奮得睡不著覺。懸疑小說和恐怖小說也不適用於熟睡喔。

無聊就會想睡了～喵

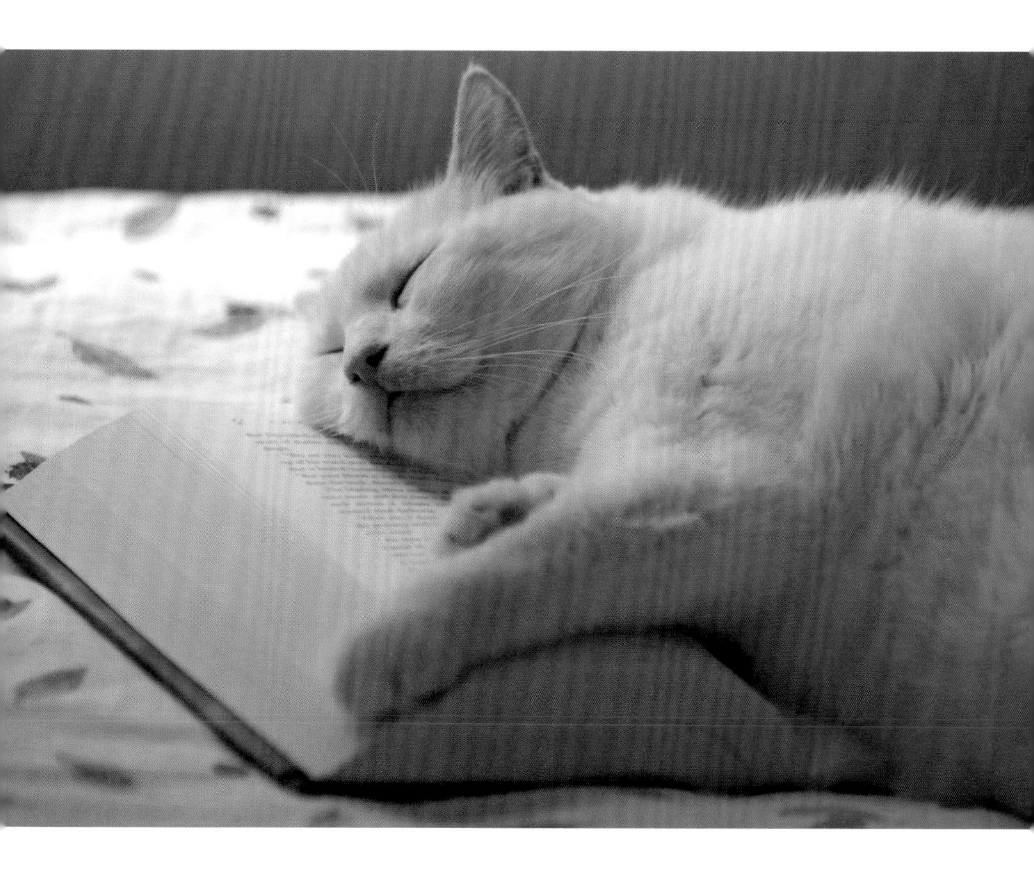

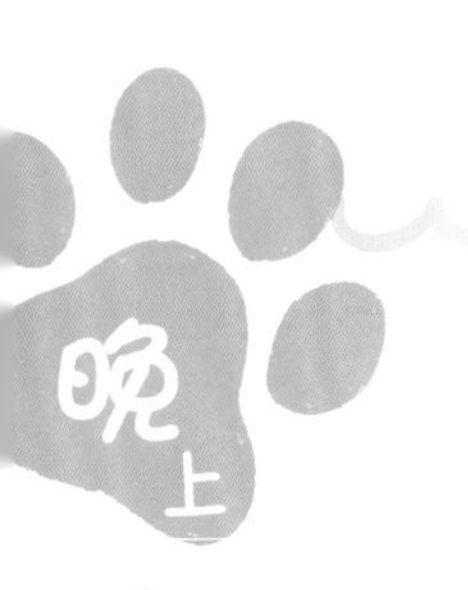

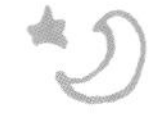

night

把腳抬高，消除浮腫

一到傍晚，雙腳就會發脹，就算上了床也會因為浮腫而難受得睡不著……這是長時間維持相同姿勢的人常見的煩惱。

腳的血液循環不良就會引起浮腫。腳部肌肉會像幫浦一樣運作，將血液送回心臟，可是**一旦肌力衰弱、動彈不得的話，血液就會因為幫浦的力量降低，而容易沉滯在腳部**。

飽受浮腫之苦的人，睡覺時請務必把腳抬高試試，將抱枕放在小腿肚下方，仰臥15分鐘左右，等浮腫減輕後再挪開抱枕。

另外，**也很推薦睡覺用的壓力襪**，壓力會從腳踝到膝蓋逐段減弱，來幫助血液回流。跟白天用的壓力襪相比，睡眠用的壓力大多比較舒緩，而且特色是腳尖部分有不妨礙散熱的開口。腳部的疲倦消除後，就會讓人變得更容易入睡。

預防浮腫
就要多走路 喵

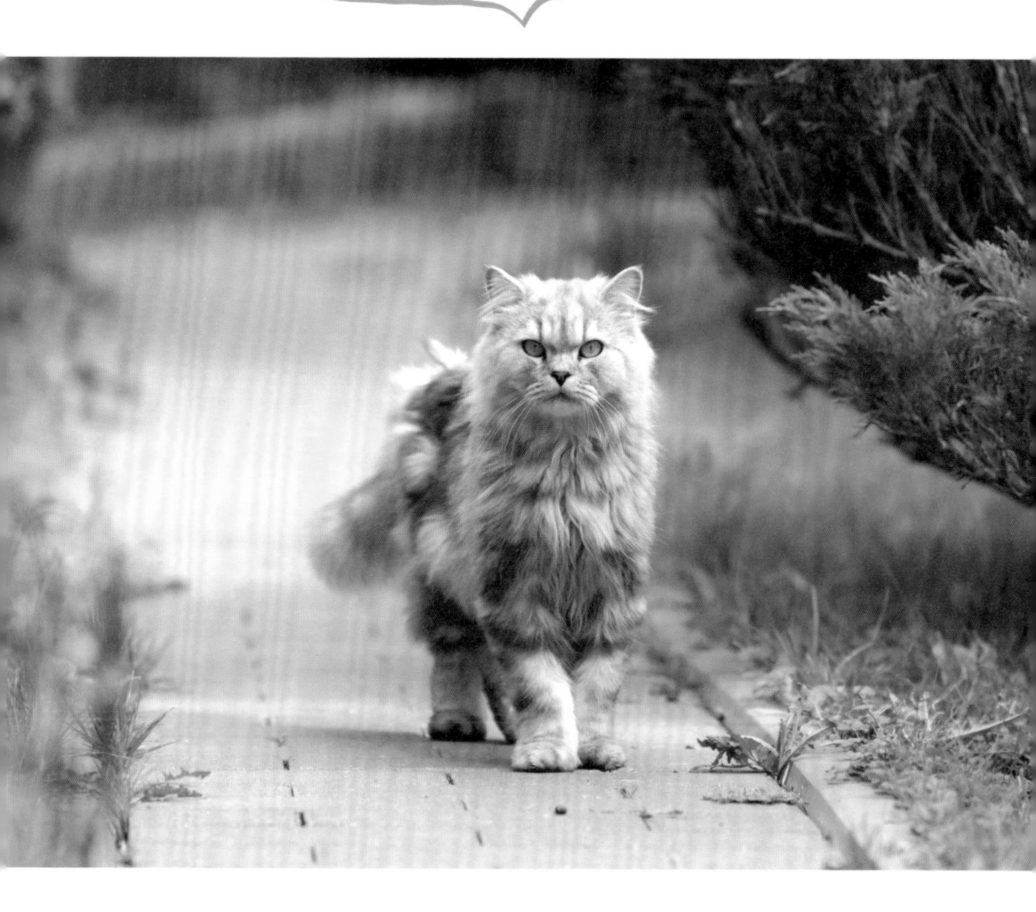

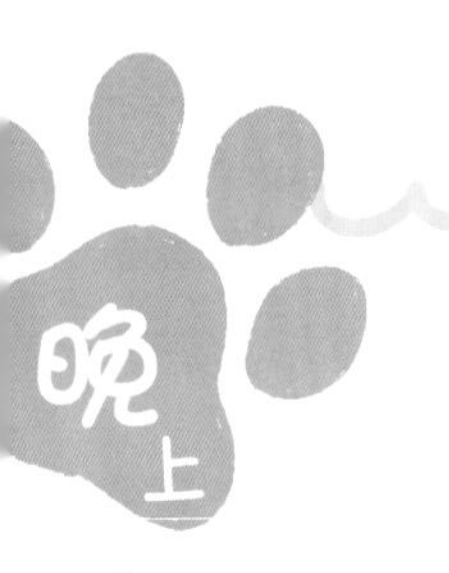

night

睡不著
就乾脆起床

越是焦慮自己會睡不著，就越會緊張得睡不著。想睡的念頭一旦太過強烈，就會滿腦子都是睡不著的不安，有些人還會擔心「今天可能也睡不著了」，然後連進入寢室都會感到害怕。

明明還不想睡，就算黏在床上，也不會帶來睡意。

這個時候的解決辦法就是乾脆地離開床鋪。**躺在床上30分鐘，如果還是睡不著的話，就離開寢室去客廳或其他空間消磨時間吧！**

一旦待在明亮的光線下，頭腦就會清醒過來，所以**建議待在微暗的空間裡，聽聽廣播或是看看書來度過**。只要抱著「今天睡不著，明天再睡就好了」的悠閒想法，睡意就會降臨了。

你越是追著睡眠跑，
睡眠就越是離你而去喵

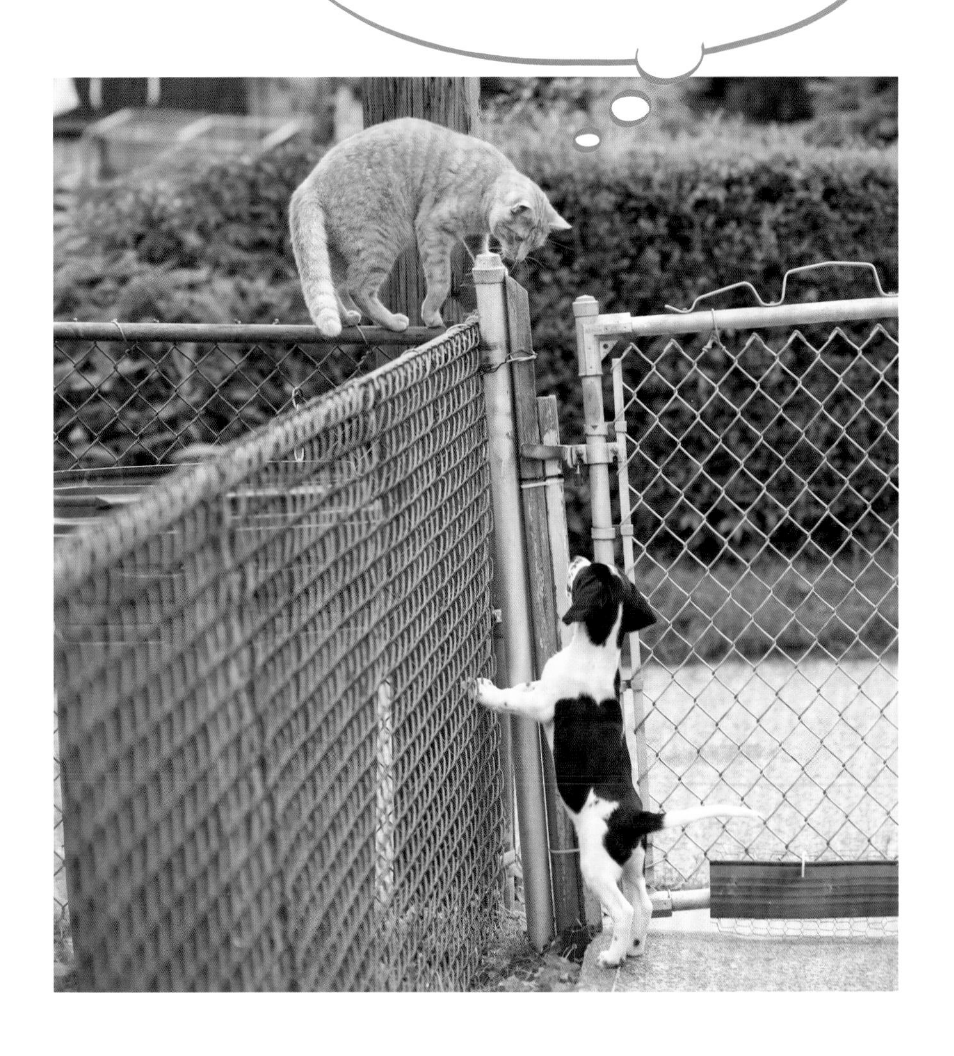

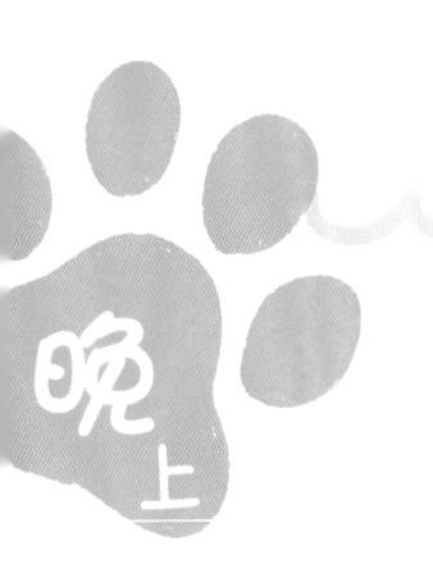

night

半夜如廁要小心燈光

「半夜起來上廁所，然後就睡不著了。」你會這樣可能是走廊或廁所的燈光所造成。

原因在於，人待在昏暗的地方時，如果突然有亮光映入眼簾，大腦就會以為天亮了。

上完廁所還想要繼續睡的話，就要**在安全無虞的情況下，盡可能避開燈光的照射**。建議可以邊走邊用光線微弱的手電筒來照亮腳邊。如果外面照進來的光線能夠看清屋內狀況，那什麼燈都不開也沒關係。另外，請選擇暖色系（暖色光）的燈光，不要選用藍白光。

把手機螢幕朝下，利用手機燈光來代替手電筒，也不失為一種方法，但是，禁止順便看一下手機畫面。另外，也要小心馬桶坐墊太冰，坐下去就刺激得讓人清醒過來。想要再一次進入夢鄉的訣竅，就是盡量避開任何可能的刺激。

變亮的話就會醒來喔！喵

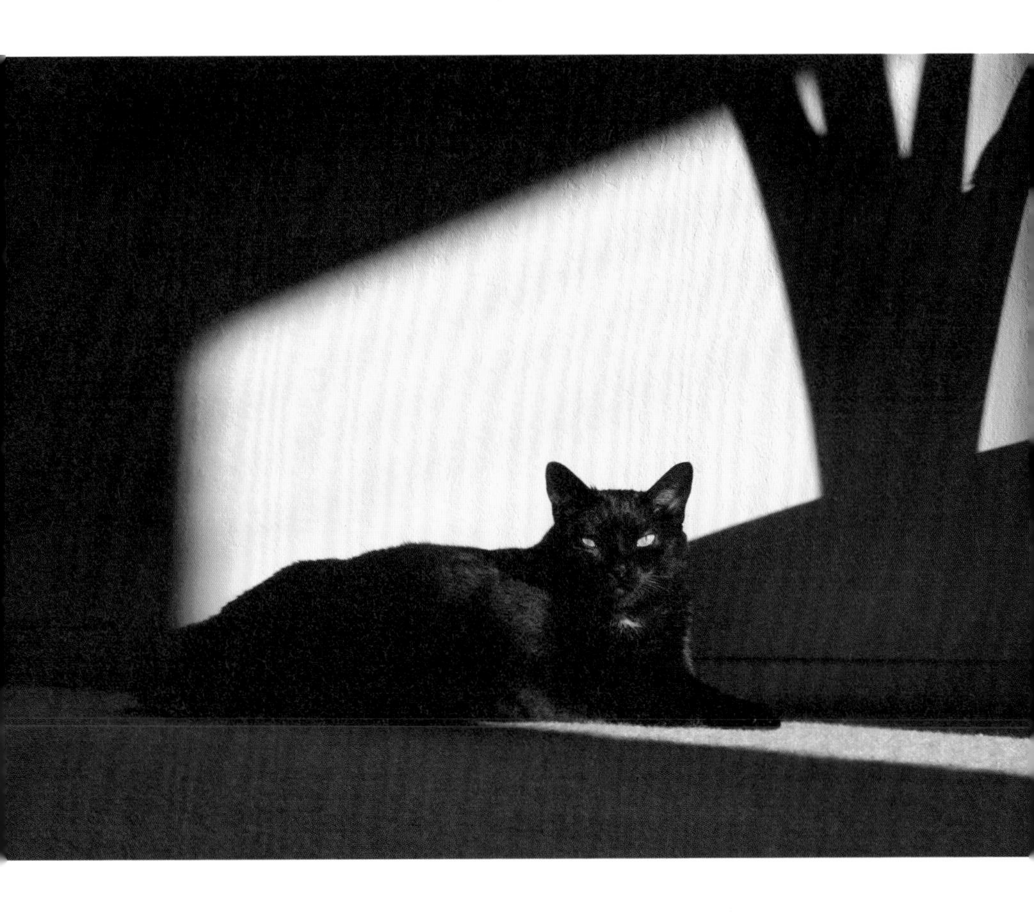

雖然大家都說
我們一天大約有
12～16個小時都在睡覺，
但老實說，還是覺得睡不飽啊！
不知道今天會不會做個好夢呢？ 喵

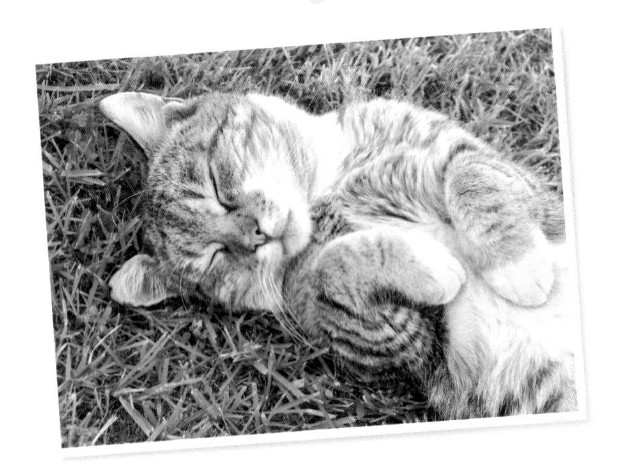

晚上

要做的事

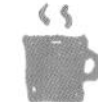

night

放鬆

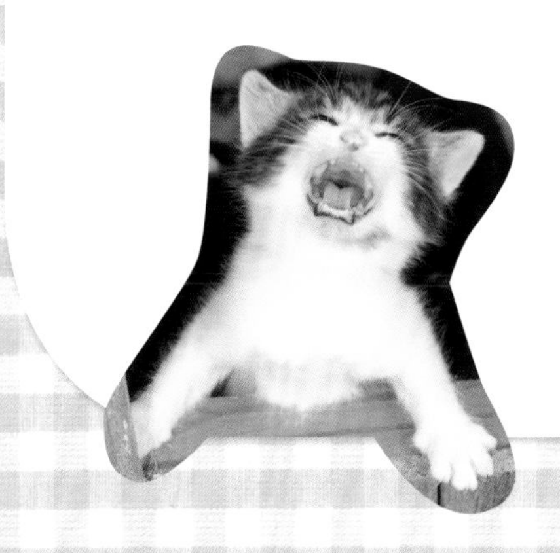

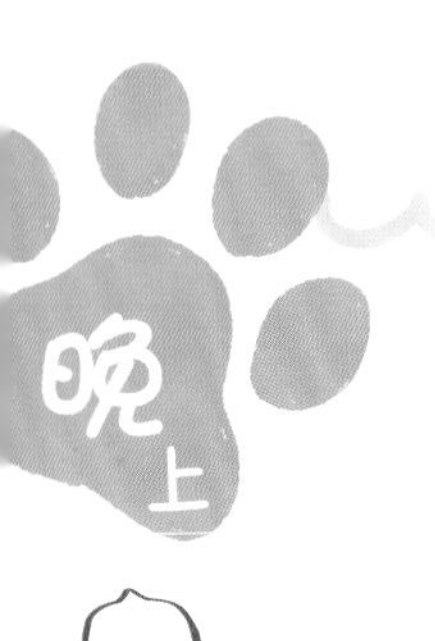

緩解身體的緊張

壓力不只會帶來心理緊張，也會讓身體緊張得僵硬。**身體一旦僵硬，血液和淋巴的循環就會變差，降低自律神經的功能，讓人無法熟睡**。

因為緊張或壓力而遲遲無法入睡時，**就用躺在被窩裡也能做的「肌肉放鬆法」來舒解身體的緊張吧**！

首先，仰臥在被窩裡，閉上眼睛，以握拳的方式兩手用力握緊，然後再瞬間放鬆。接著，以腳尖朝上的方式雙腳用力，再瞬間放鬆。最後，全身用力，然後再突然放鬆。

進行的重點在於用力10秒，力道拿捏在8成力左右，而放鬆狀態則是維持20秒。請一邊體會用力時和放鬆時的感覺，一邊反覆進行，直到身體變得暖呼呼為止吧！

記住喔！
先握緊再瞬間放鬆喵

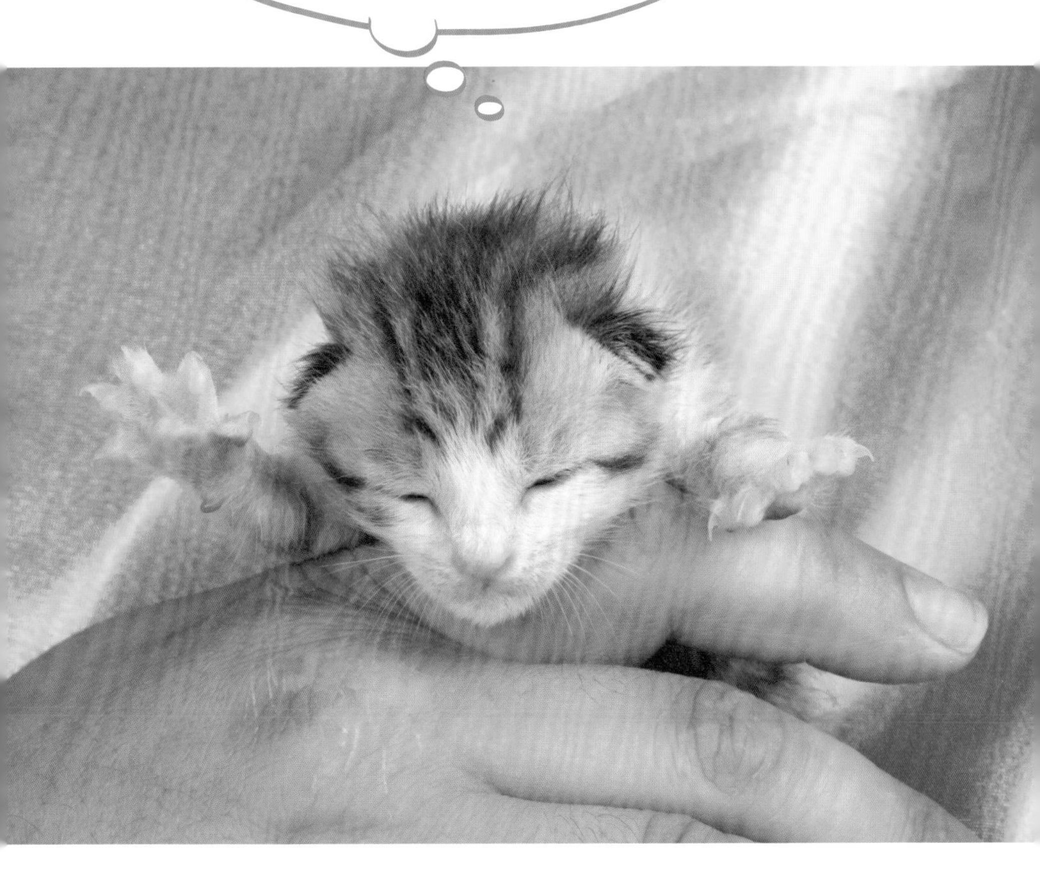

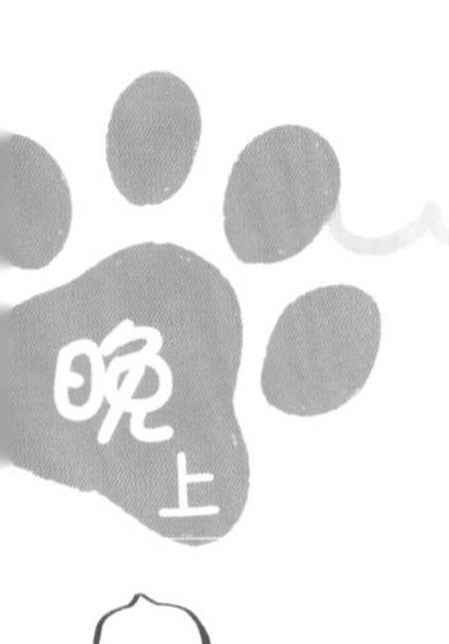

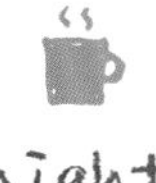

冰敷頭部，溫敷頸部

心情亢奮的時候，或是滿腦子思緒的時候，只要同時「冰敷後頭部」和「溫敷頸部」，就能讓人一夜好眠。

冰敷後頭部可以讓發熱的腦袋降溫，所以會讓人心情平穩下來。然後，**頸部因為有動脈通過，所以溫敷之後就能促進血液循環，讓放鬆時才會運作的副交感神經變得活潑起來**。

冰敷後頭部的時候，可以把冰涼的保冷劑從冷凍庫取出，再用手帕包起來放在枕頭中央。

而溫敷頸部的時候，可以用那種微波加熱型的簡易熱敷袋就好，請把熱敷袋放在頸部倚靠枕頭的地方。也可以準備4～5個熱敷袋，放在背部或腰部的地方，就可以睡得更舒服。

這種舒服的感覺，
會讓朕上癮啊！喵

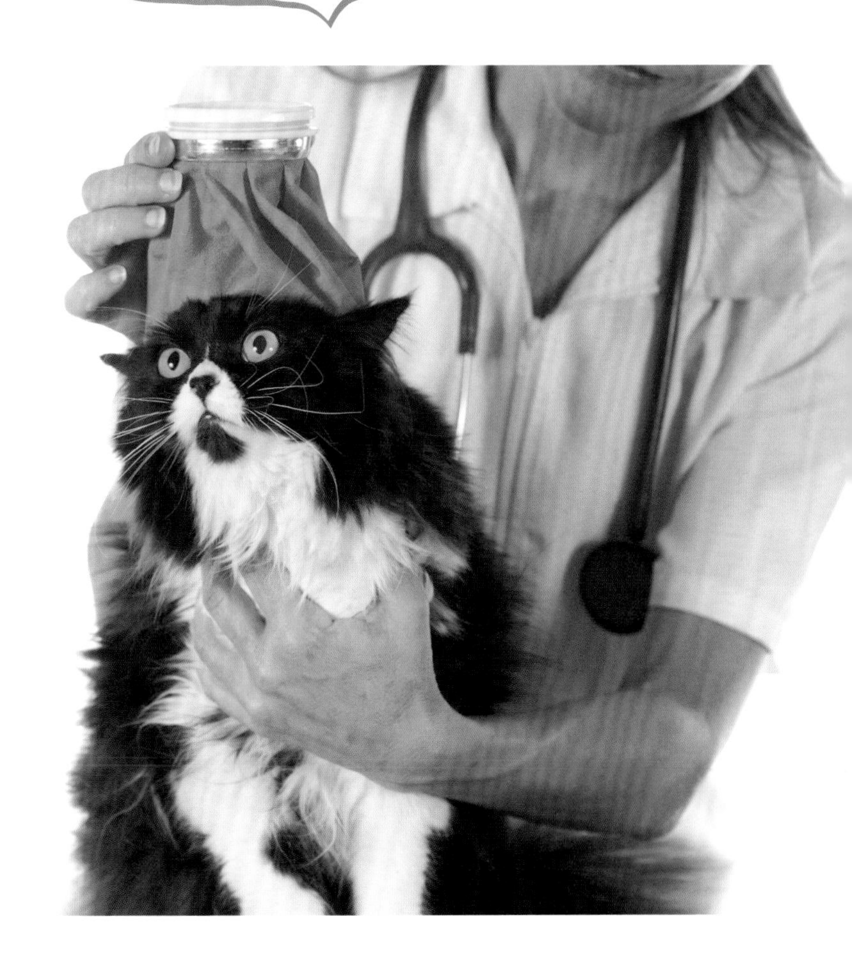

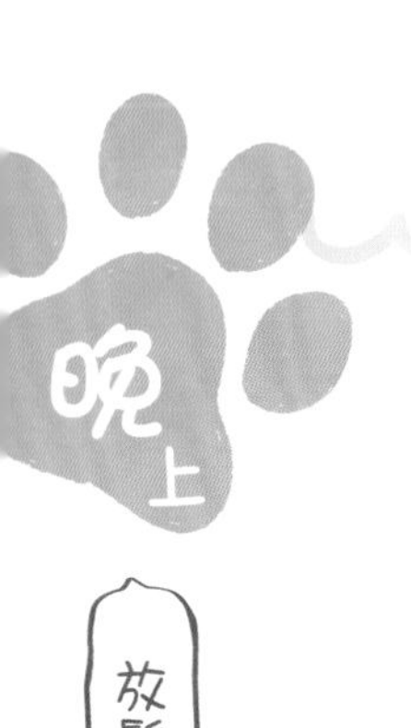

消除眼睛的疲勞

長時間用電腦或是滑手機，會讓眼睛接收到許多資訊，所以生活在忙碌的現代，我們的眼睛都非常疲勞。睡前就讓今天看了一整天的眼睛好好休息一下吧！**因為眼睛的疲勞和大腦的疲勞息息相關，所以讓眼睛輕鬆大腦也會放鬆**。

為此我推薦的是用**蒸氣溫敷的溫熱眼罩**，可以在藥妝店或便利商店等地方買到，而且眼罩上的香氣還有放鬆效果，可以舒服地慢慢溫敷。

就算沒有特殊的商品，也可以用自己的手來舒緩眼睛疲勞。把雙手搓熱後，將手心弓成杯狀，覆蓋在眼皮上，然後一邊感受手心傳來的溫暖，一邊緩緩呼吸，持續進行1分鐘左右，就能舒緩眼睛緊張了。

眼睛炯炯有神
就是精神飽滿的證明！喵

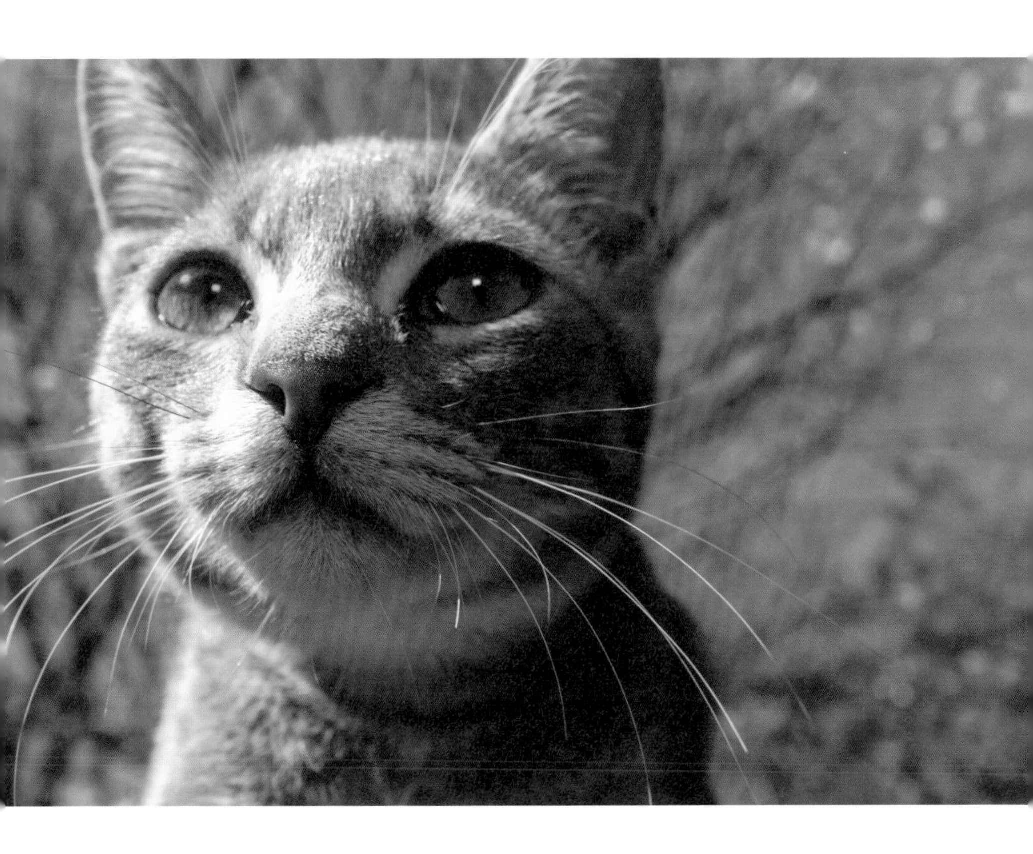

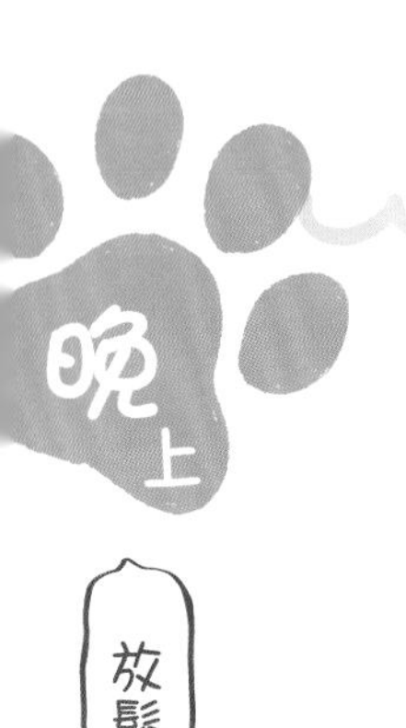

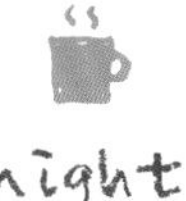

和動物接觸

光是抱抱動物、摸摸牠們，心情就會平靜下來，而且還會打起精神來，很不可思議。

有報告指出，**全年上醫院看病的次數，養寵物的人會比沒養寵物的人少大約20%，可見寵物對我們的影響力之大**。

家中無法養寵物的人，可以到最近越開越多的貓咪咖啡廳，一邊接觸可愛的貓咪，一邊悠閒地消磨時間也不錯。

不過，跟寵物生活時，有個地方需要注意，那就是跟寵物一起睡覺這件事，因為這樣會讓翻身變得有些困難。睡覺翻身有放鬆肌肉、消除疲勞、促進血液和淋巴循環等重要功能，所以忍著不翻身會讓疲勞無法消除。

要和動物接觸，就請多多利用睡覺以外的時間吧！

多跟我玩嘛～ 喵

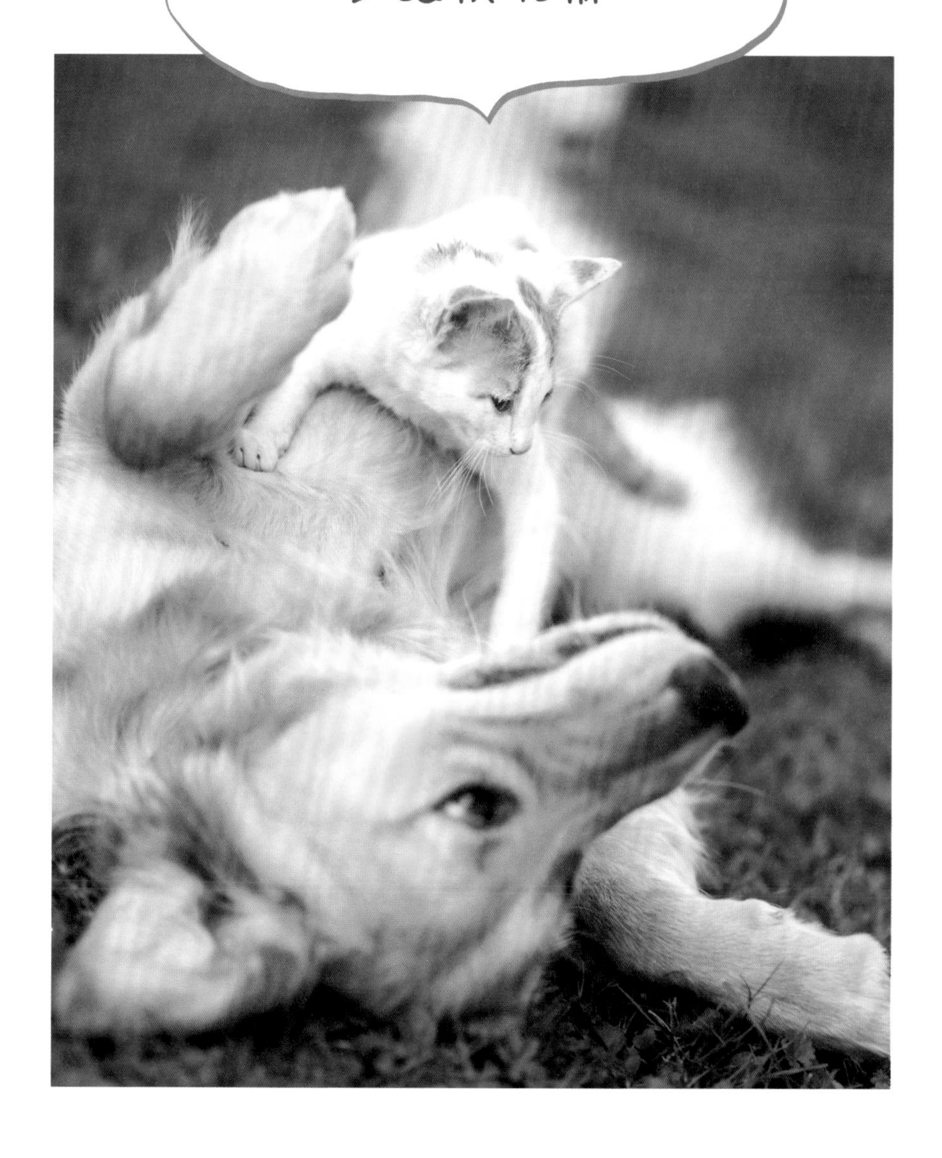

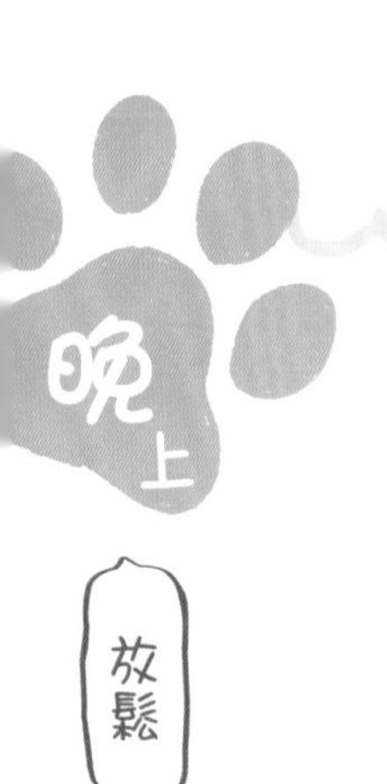

凝視燭火

當我們凝視蠟燭的搖曳燭火或薰香的裊裊香煙時，心情就會非常平靜呢！

那是因為**搖曳的火或煙具有帶來放鬆效果的「1／f波動」**。

所謂的「1/f波動」，是指規則性與不規則性處於均衡協調的狀態，像是小溪的潺潺流水聲、海浪聲、微風吹拂聲、蟲鳴聲等，裡頭也都含有這種波動。

就算只是睡前的10分鐘也好，請把房裡的電燈和電視關掉，凝視一下搖搖晃晃的燭火吧！這樣心境應該就會變得平穩，呼吸也會慢慢變深，而眼皮也會越來越重吧。

如果是香氛蠟燭的話，還可以進一步提昇療癒效果。靜靜凝視燭火搖曳的這段時間，一定能引導你進入深層的睡眠。

好像中了
搖搖晃晃的魔法……喵

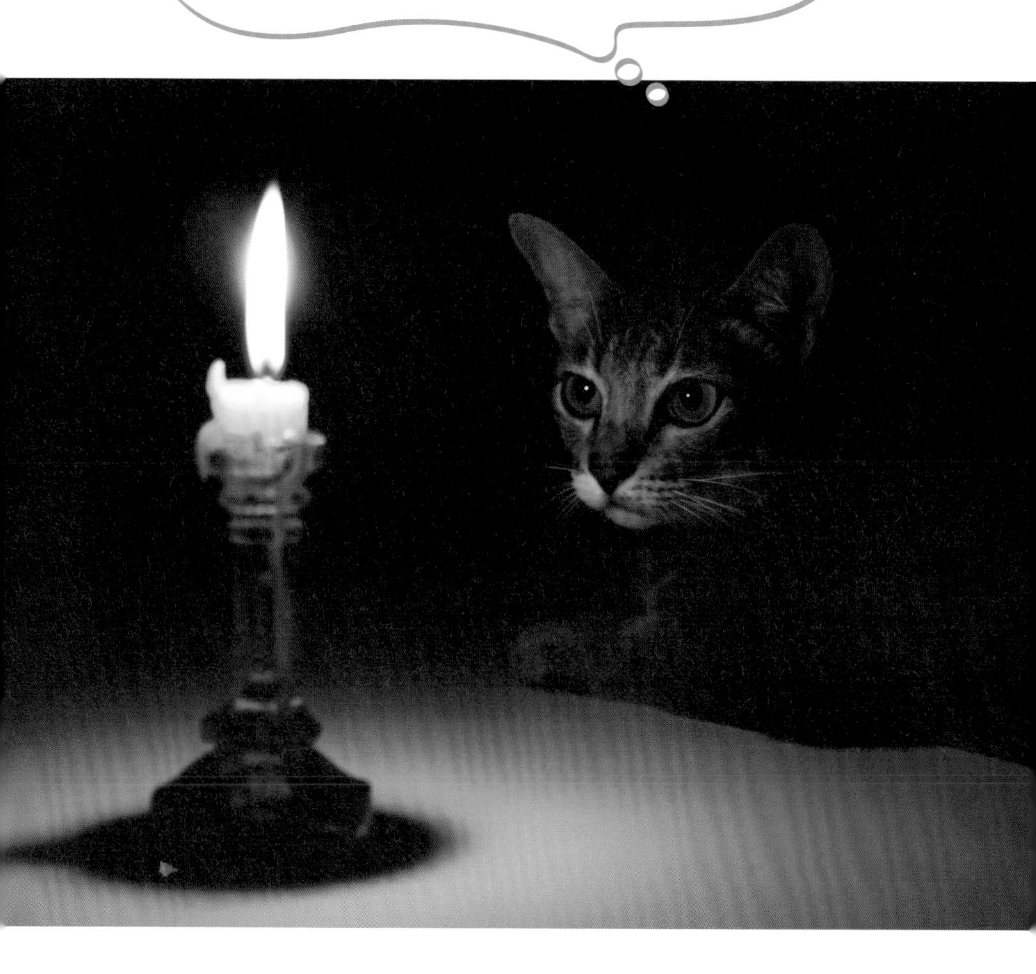

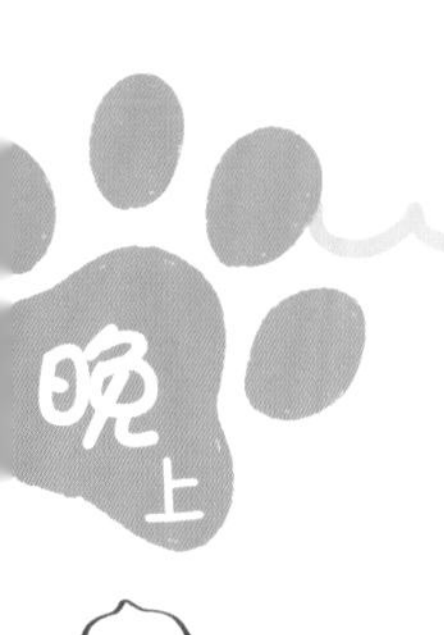

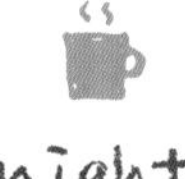

night

觀看讓人感動落淚的電影

大家知道「淚活」嗎？淚活就是主動讓自己落淚來達成心靈排毒的活動，像是去電影院看催淚電影，或是聆聽音樂和詩歌朗誦，這些都是大家一起落淚的高人氣淚活，當然，想要自己一個人做也沒有問題。

盡情流淚就能療癒心靈，是因為蓄積在心中的情緒能一口氣得到釋放的緣故。

雖然每個人的哭點不同，但說到高人氣的催淚電影，根本就細數不完，像是《無人出席的告別式》、《經典老爺車》、《大智若魚》、《奇怪的她（韓國版）》、《新天堂樂園》、《救救菜英文》等。大家不妨自己上網搜尋一下，或是問問喜愛電影的朋友吧！

就讓淚水洗滌心靈，帶著舒暢的心情來進入夢鄉吧！

我的心靈被淚水洗淨了啊～喵

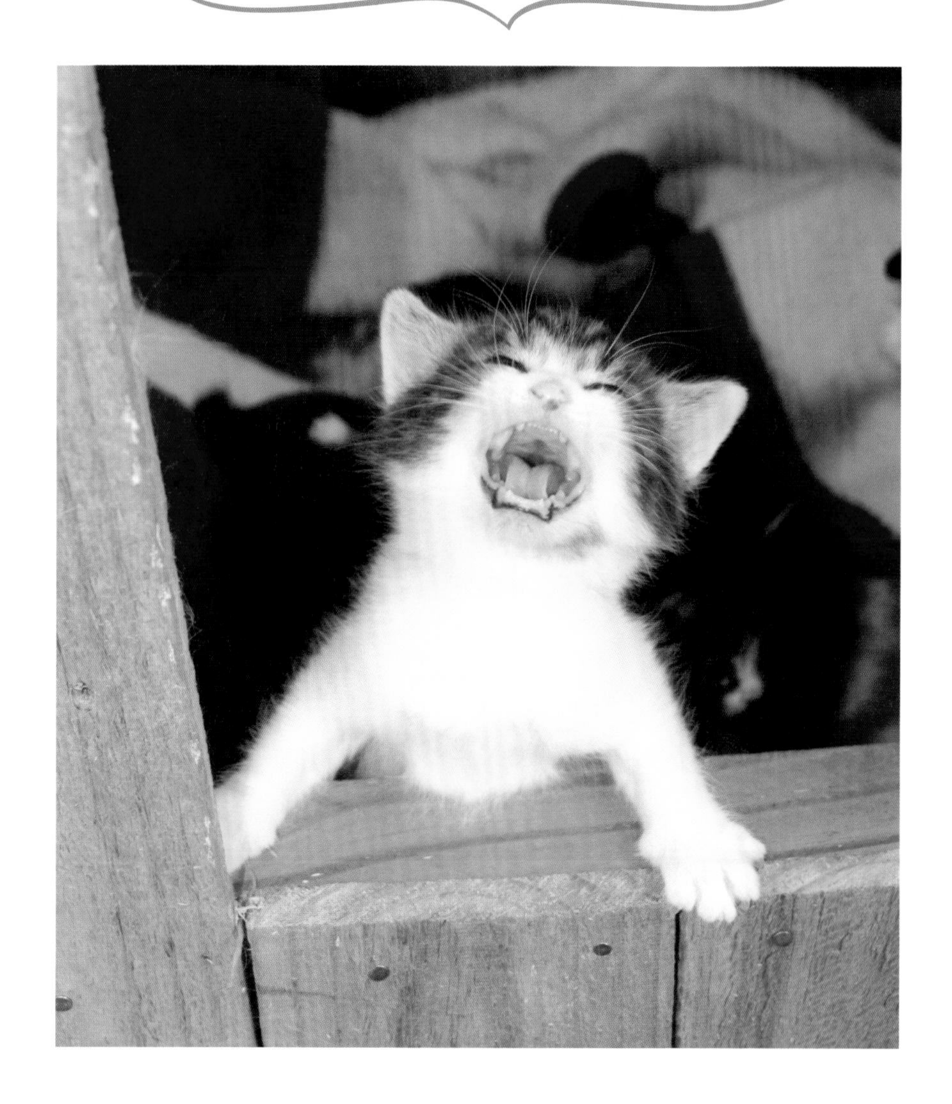

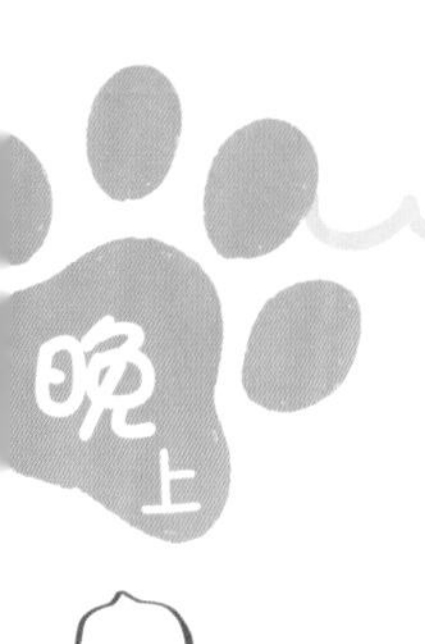

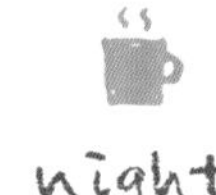

沉浸在柔和的音色裡

我們把每晚睡前一定要做的行為稱為入睡儀式，這是讓身心知道「睡覺時間已經到了」的信號。

入睡儀式的方法有很多種，像是凝視燭火、寫日記、飲用花草茶等，而聽音樂也是其中之一。

節奏緩慢的柔和音樂就跟搖曳的燭火一樣含有「1／f波動」，所以具有療癒人心的力量。雖然收錄小溪潺潺流水聲或海浪聲的放鬆音樂很不錯，但**音樂盒的音色也很有效果**。

古典樂裡有很多名曲都具有很好的放鬆效果，其中我推薦帕海貝爾的《卡農》、蕭邦的《夜曲》、巴哈的《G弦之歌》，以及德布西的《月光》。

如果是在寢室聽的話，不妨設定1小時後自動關機吧！

我最喜歡
媽媽的搖籃曲了～喵

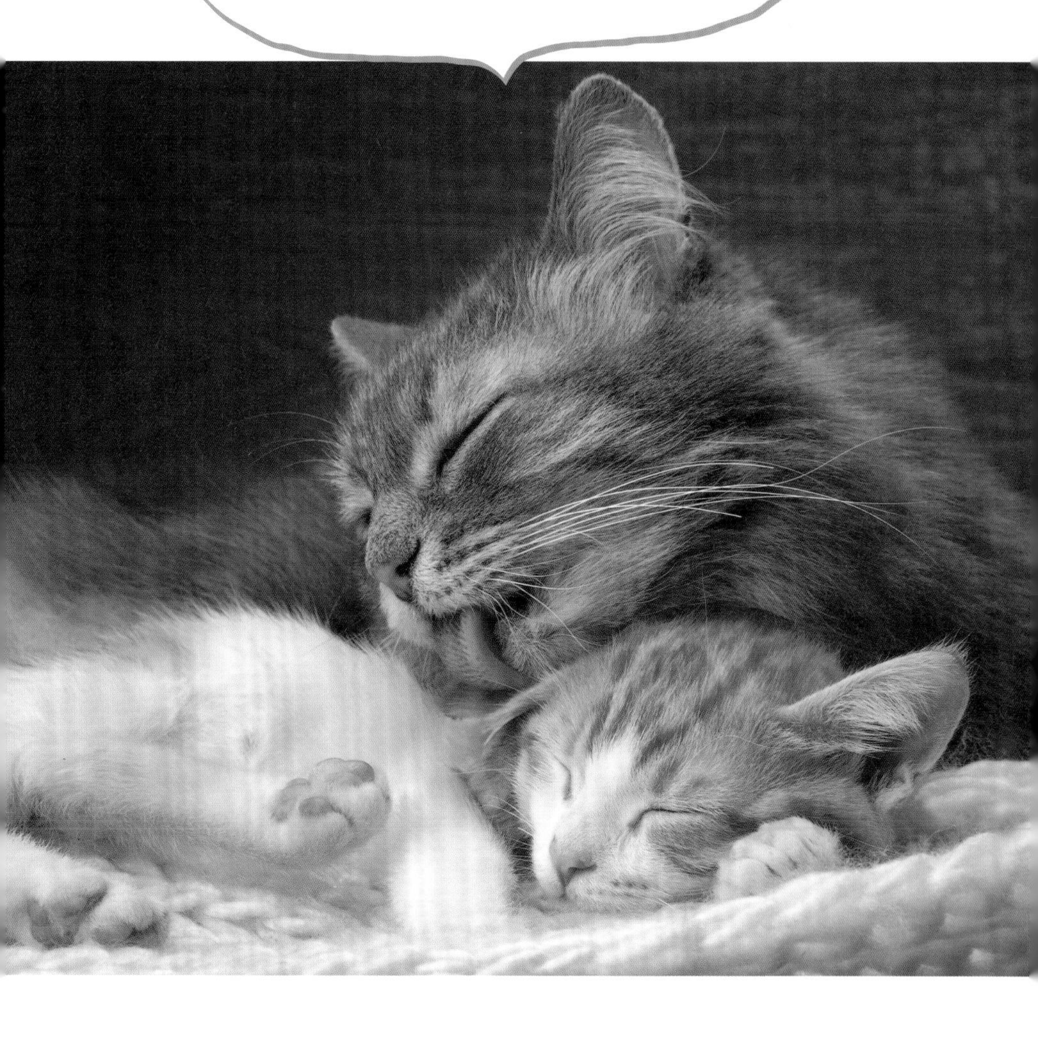

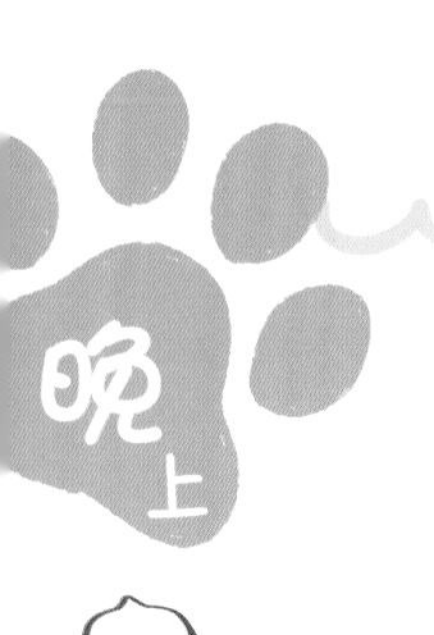

在寢室使用放鬆系香氛

說到放鬆系香氛的代表，應該就是薰衣草了，但是薰衣草還分為真正薰衣草、寬葉薰衣草、法國薰衣草以及醒目薰衣草，其中只有真正薰衣草具有強力的鎮靜作用，大家要記住喔。

其他具有放鬆作用的香氛還有**甜橙、檜木、洋甘菊、檀香、茉莉、天竺葵**等。此外，在最近蔚為話題的和風精油中，**釣樟、柚子、檜木**等也被認為具有安眠的效果。

使用的方法有很多種，你可以用擴香器讓寢室瀰漫芳香，也可以將滴上精油的棉花放在枕邊，或是讓精油滲入經過素燒的擴香石中，再置於床邊。就讓香氣的力量來為你的睡眠悄悄助上一臂之力吧！

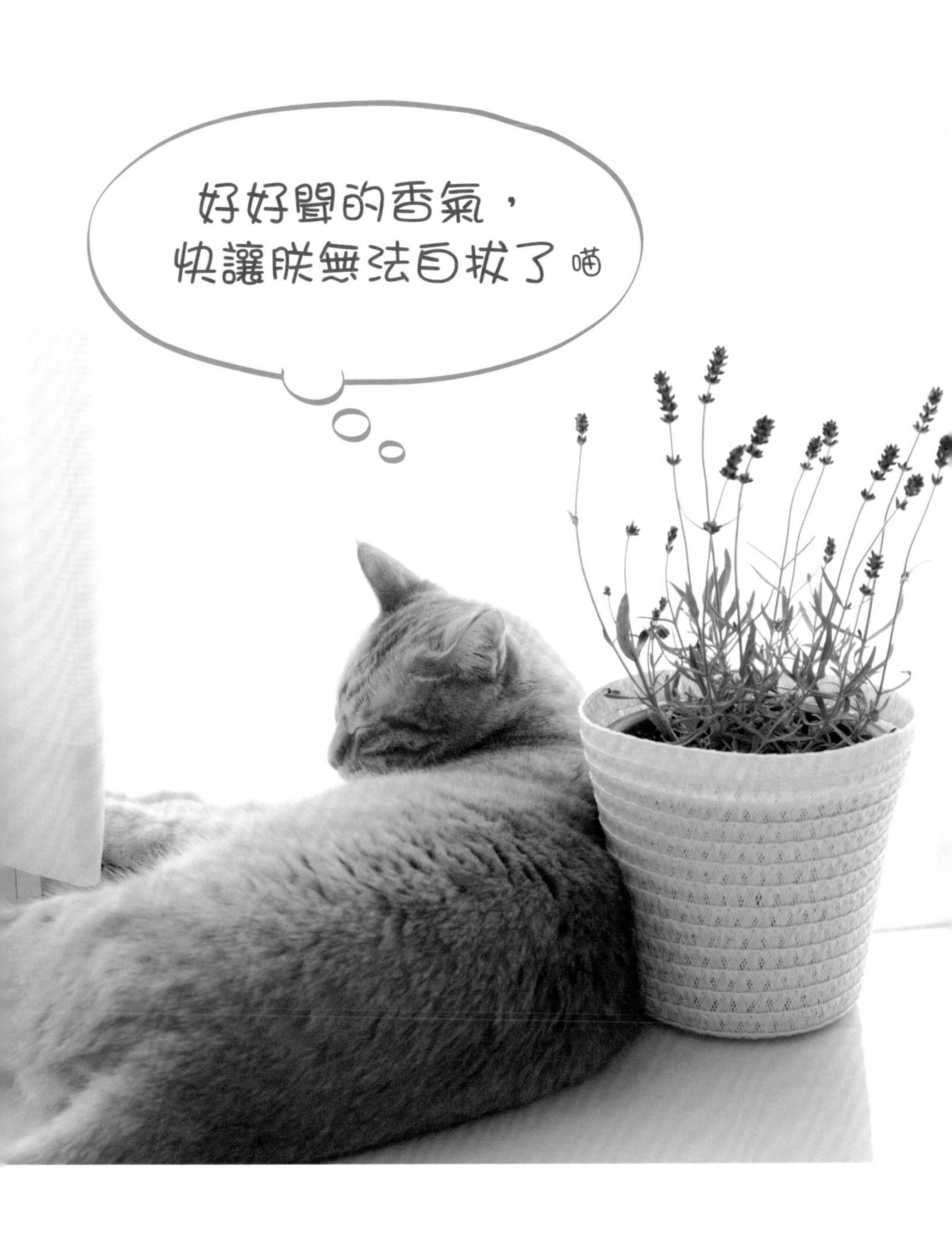
好好聞的香氣，
快讓朕無法自拔了喵

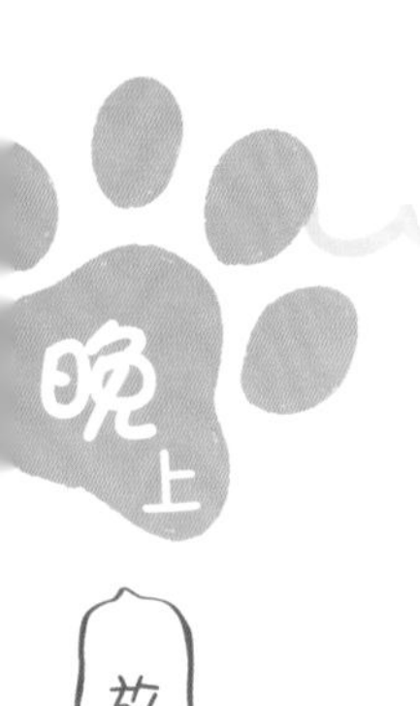

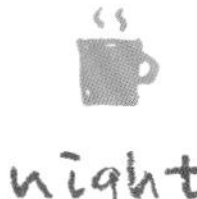

night

眺望星空

我們到鄉下去的時候，都會臣服在浩瀚的星空之下，就連銀河或流星也都看得一清二楚，滿天星斗的夜空為我們帶來無法言喻的感動。而且只要感受到宇宙之大，可能就會覺得，自己的煩惱根本微不足道。

可惜都市裡看不太到星星，不過，現在有一種家用星象儀，可以讓人隨時享受星空帶來的樂趣，只要呆望著映照在天花板上的星空，心靈就會平靜下來。

根據廠商的實驗結果顯示，**只要在睡前使用家用星象儀，就可以幫助入睡、加深睡眠，早上也不會爬不起來**。

就是因為現代人常常近距離盯著電腦或手機等，所以眺望遙遠的宇宙才會變得如此重要。只要緊張得到舒緩，應該就能熟睡了吧！

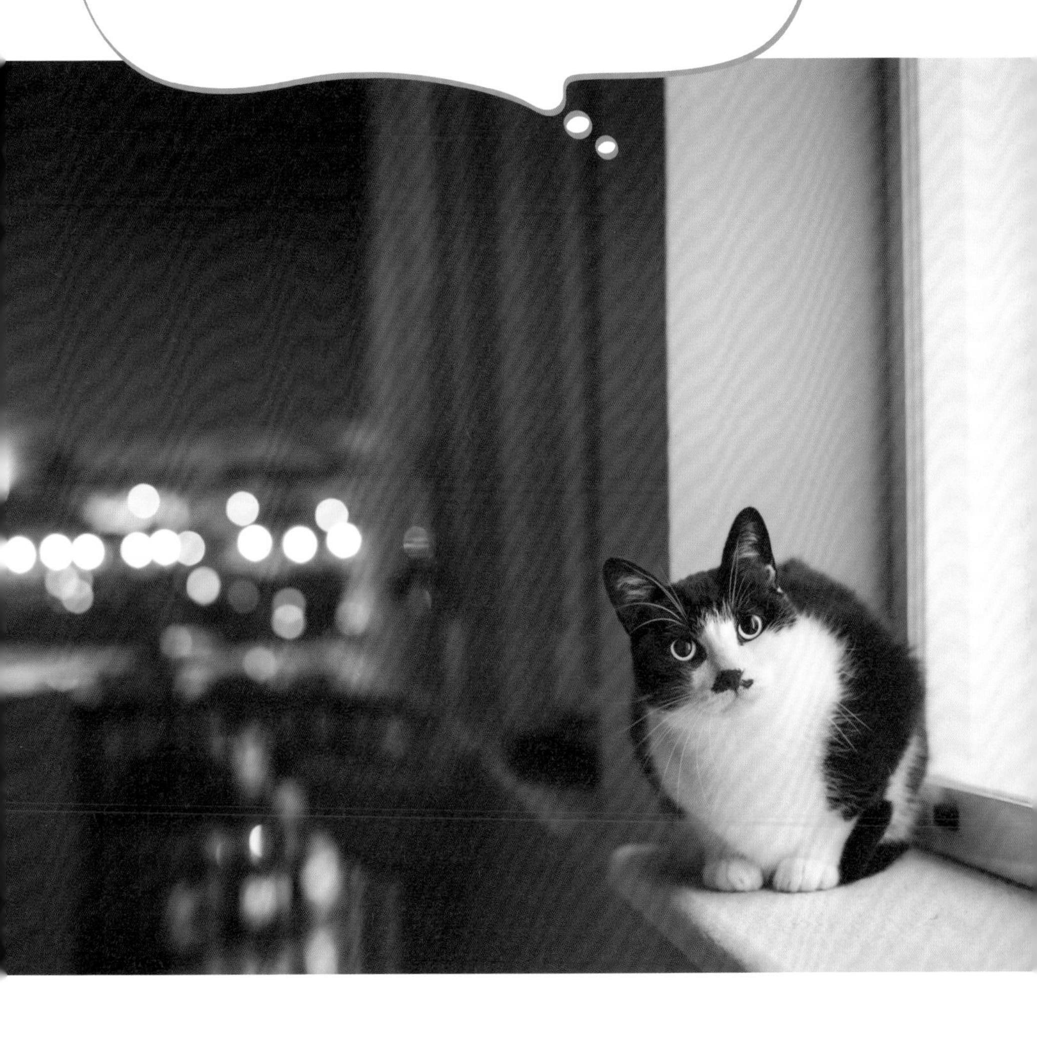
對著星星說晚安吧！喵

朕本來就是肉食動物，
當然會在意老鼠……。喵

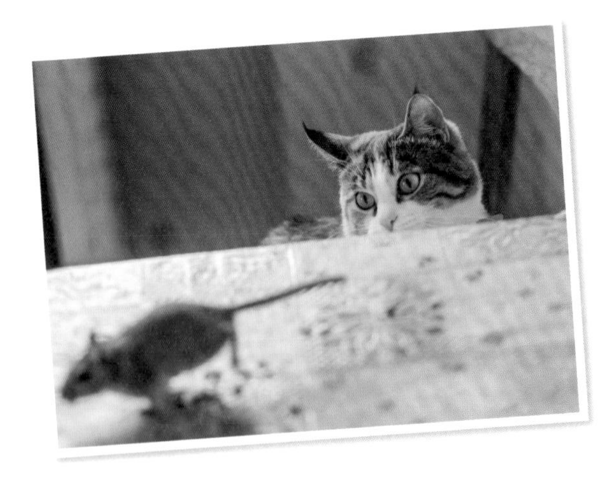

晚上

要做的事

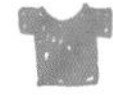

night

服裝

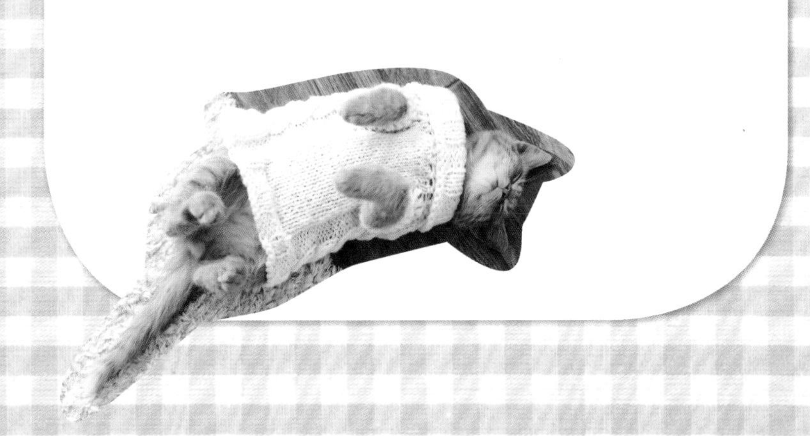

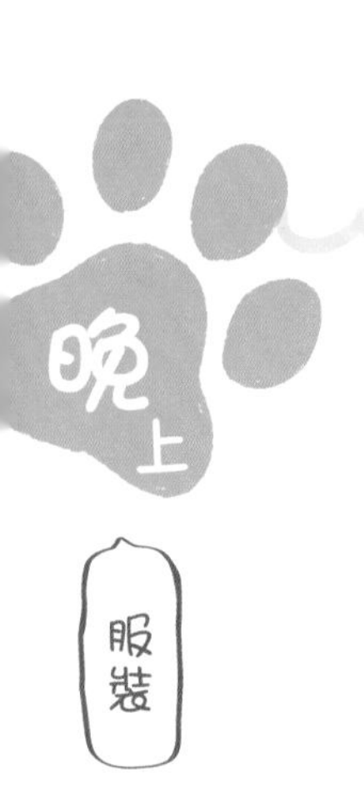

換上睡衣

你是不是穿著T恤或運動服之類的家居服睡覺呢？也許就是這個習慣干擾了你的睡眠喔。

人在睡覺的時候，流汗量會有1杯左右，所以**服裝的材質如果不夠吸汗也不夠快乾的話，穿的人就沒辦法睡得舒服**。另外，服裝要減少拘束，讓人不會在活動時感到緊繃，這點也很重要。

然後，**睡衣的膚觸也是重點**。有機棉、蠶絲以及超長纖維棉不但擁有柔和的膚觸，還有優異的吸濕性和排濕性，是製作睡衣的最佳材質。夏天推薦觸感清爽的楊柳布或泡泡布，冬天則推薦看起來溫暖的刷毛材質或雙面布等。另外，如果是二重紗這種材質的話，不但擁有優異的透氣性，還含有相當程度的空氣，一年到頭都可以穿喔。最近出現的高機能新型纖維，混合了天然材料和化學纖維，也可以多加留意。

光是換上睡衣，隔天早上醒來就會有不一樣的感覺喔！

睡眠模式啟動！喵

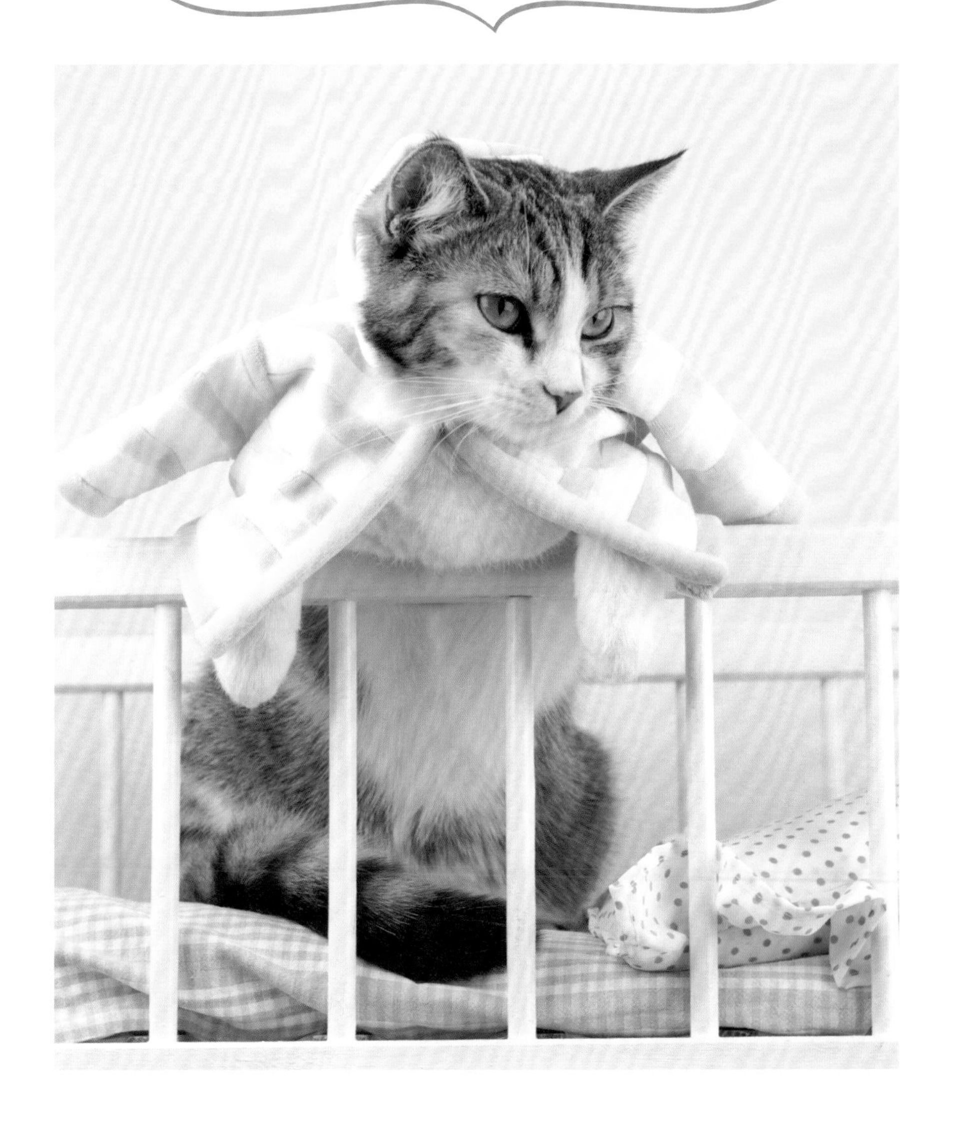

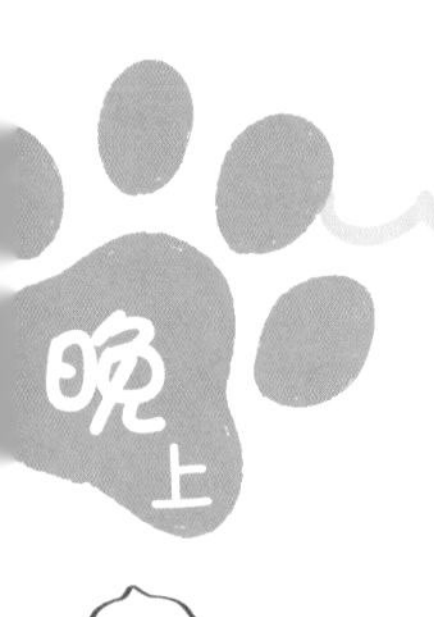

night

把蠶絲這種具備天然空調的材質穿上身

蠶絲是用蠶繭做成的纖維，而蠶繭則是保護蠶寶寶遠離外敵和大自然侵害的屏障，所以裡頭總有天然的空調在調整溫度和濕度，藉此來保持內部舒適。

這麼說的證據在於，蠶絲的吸濕性大約是棉的1.5倍，而且還具有優異的排濕性，就算流了汗也照樣清爽。**蠶絲穿在身上，冬暖夏涼，一整年都能舒適穿著，可以說是最適合睡覺穿著的材質啊**。

此外，蠶絲中含有一種名為絲膠蛋白的蛋白質，跟人體的肌膚有非常好的相容性，觸摸時的感覺會特別好。**當我們讓具有放鬆效果的副交感神經活潑起來，入睡也會變得順利無礙**。

蠶絲不僅能用於睡衣，也能活用於肚圍、襪套和口罩上，就讓我們包裹在蠶絲的美好中進入夢鄉吧！

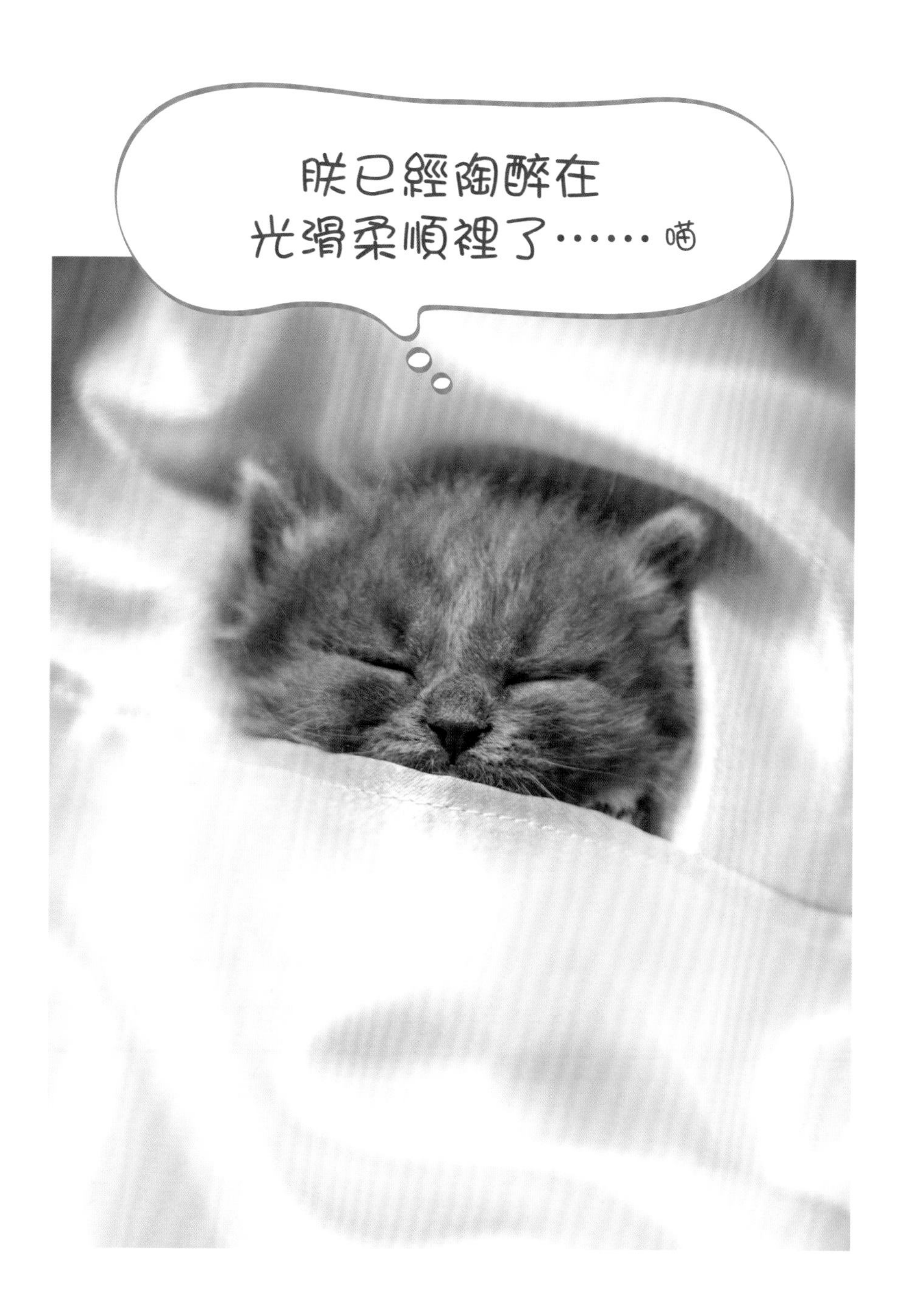
朕已經陶醉在
光滑柔順裡了……喵

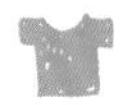

night

穿暖腿襪套睡覺而不是穿襪子

因為冷得難受而穿著襪子入睡的人，雖然你的心情我可以理解，但這對熟睡卻會帶來反效果。

睡眠的開關會在核心體溫下降的時機點打開，而體溫下降則是經由手腳散熱來達成，所以一旦穿著襪子睡覺，就會**妨礙散熱，讓人無法順利入睡**。而且**襪子的束縛也會讓血液循環變差，妨礙體溫下降**。

加上襪子裡的汗水會以肉眼看不到的水蒸氣化為水分、累積在裡頭，所以**當黎明時分的體溫來到偏低的時段時，腳就會變得冰冷**。

因為腳冷而睡不著的人，建議你穿腳尖有開口的暖腿襪套而不是穿襪子。請選擇沒有束縛感、穿起來寬鬆舒適的款式吧！

原來睡覺
不能穿襪子啊！喵

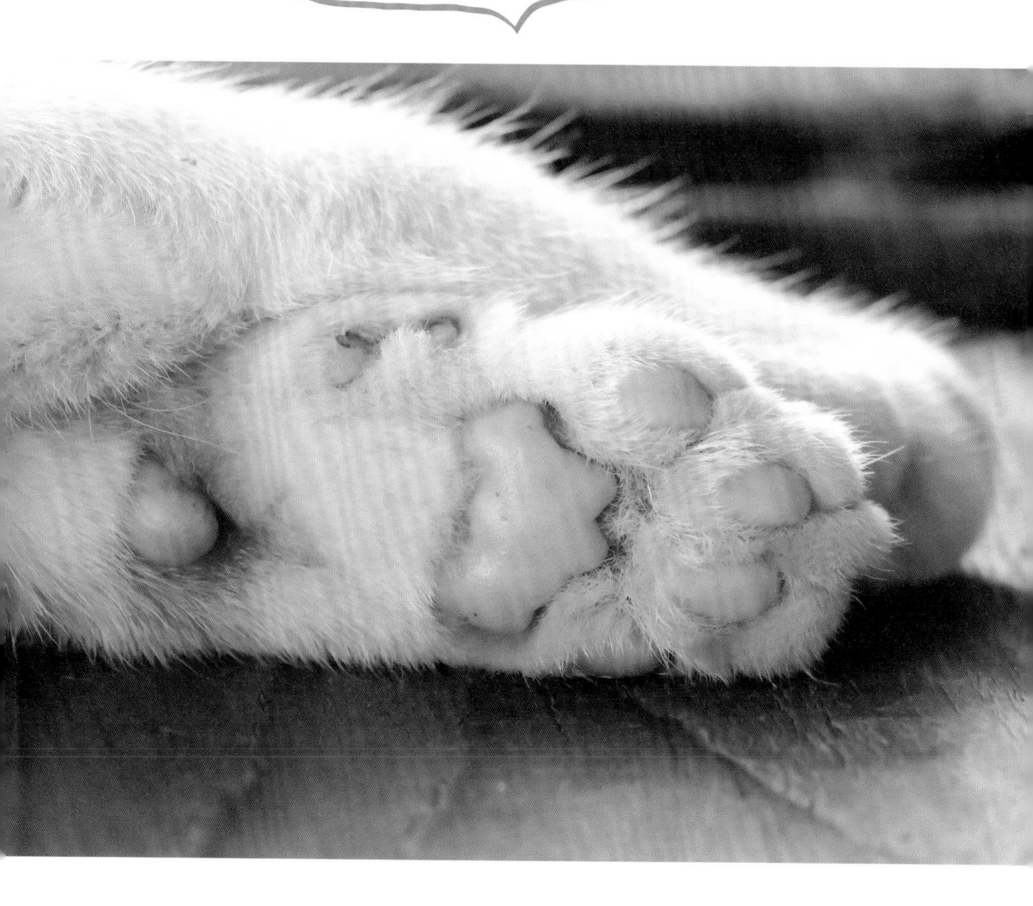

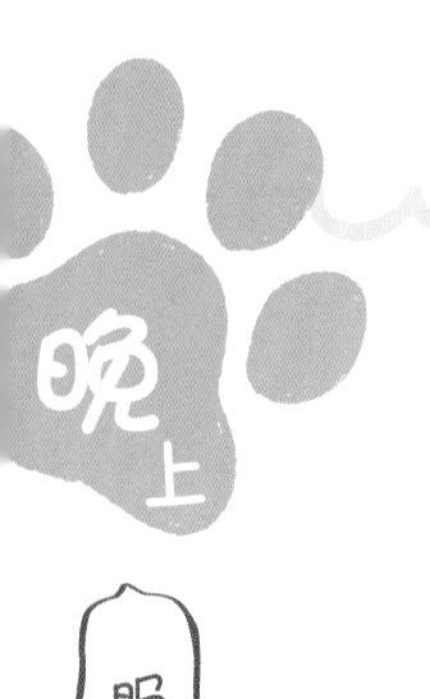

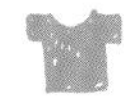

night

睡覺不穿內褲、圍上肚圍

睡覺時，很重要的一點就是，身上不要穿戴任何有束縛的東西。胸罩和束腹自然不用多說，但內褲鬆緊帶對腹股溝（鼠蹊部）的束縛卻是超乎大家想像。請不穿內褲睡一晚看看，就會明白差別有多大了。

鼠蹊部只要被束縛住，就容易引發虛寒、浮腫和月經不順，所以睡覺時建議大家不要穿內褲。

但是，肚子最好圍上肚圍，避免著涼。**為了讓身體放鬆，就要重視腹部的保暖**。

你也可以穿兜檔布類型的內褲搭配肚圍，或者選用一種肚圍結合三分內褲的優秀商品，不僅不會束縛鼠蹊部，還能連大腿一塊保暖。睡覺的時候，就讓自己從一切束縛身體的東西中解放出來吧！

寬鬆又暖和，
好舒服呀！喵

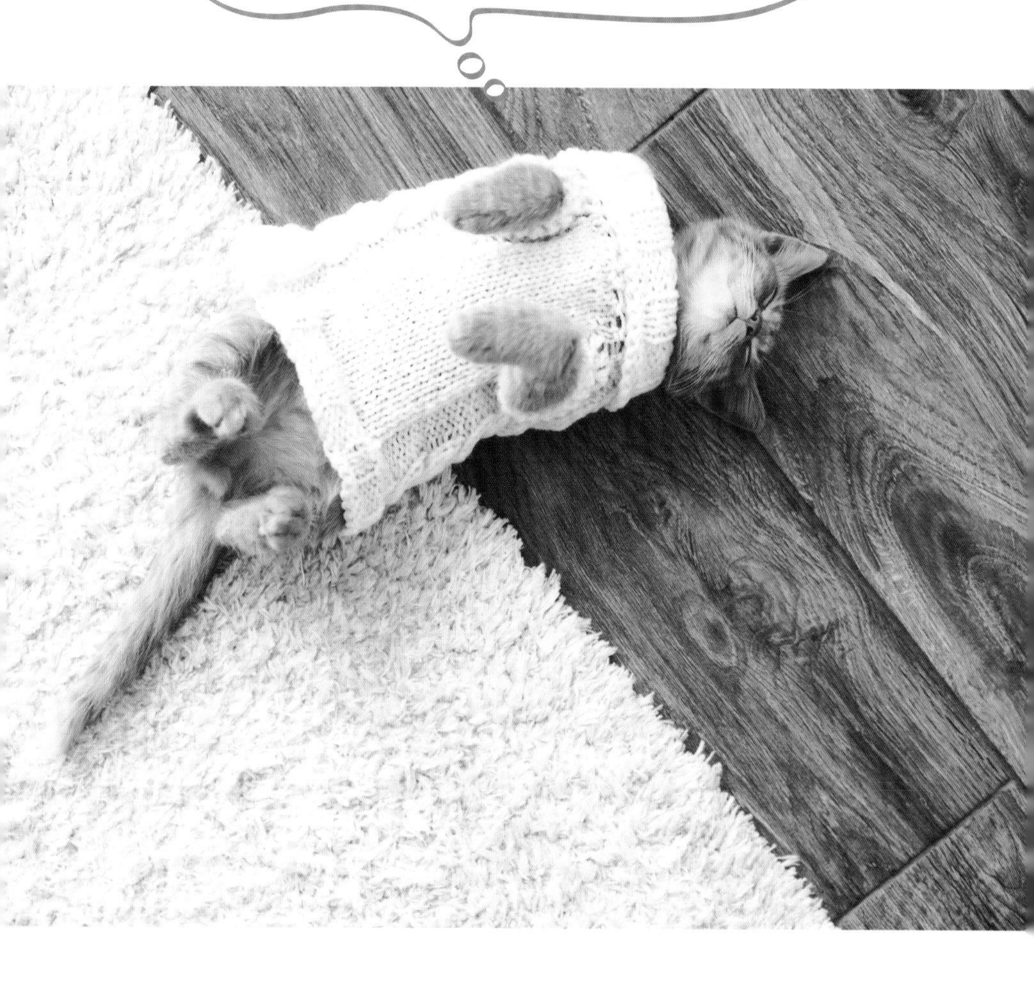

日文雖然用貓舌來形容怕燙，
可是我們用來感受溫度的，
其實是鼻子喔～。喵

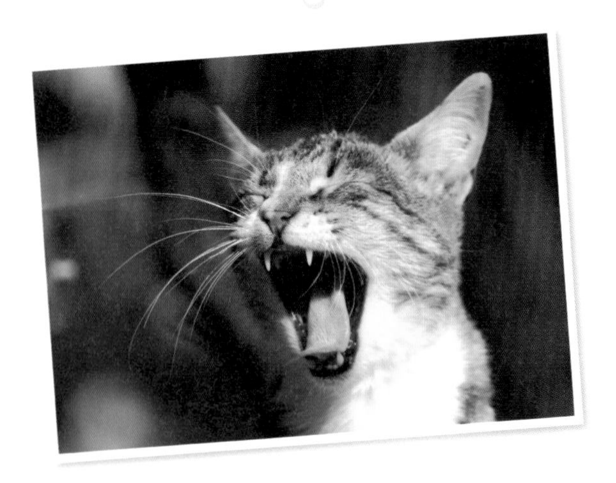

晚上

要做的事

night

飲食

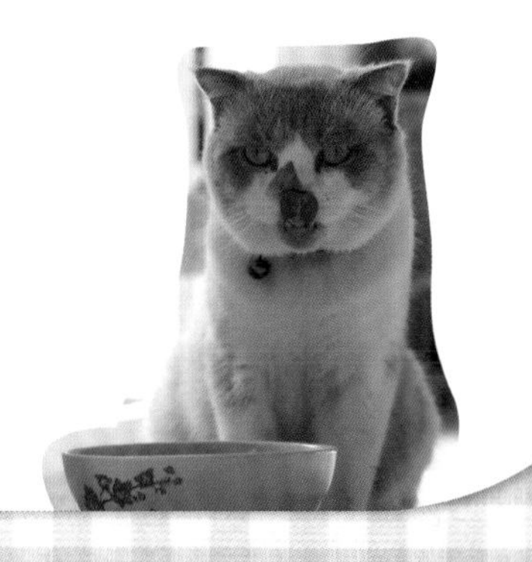

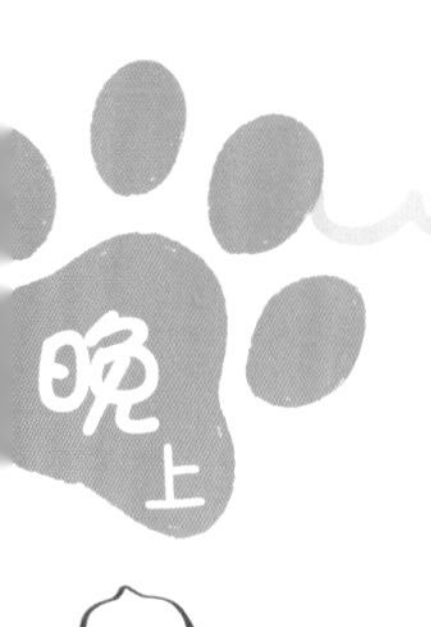

night

晚餐輕食，節制甜食

理想的晚餐時間要在早餐後的12個小時內，**否則生理時鐘就會因為越晚吃晚餐而紊亂，進而對睡眠帶來不好的影響**。

而且為了讓食物在就寢前消化，「晚餐輕食」就很重要。如果想吃炸物或油膩的料理，請在就寢前的4小時之前享用。

如果晚餐跟午餐間隔超過9個小時的話，身體就會誤以為那是早餐，而進入清醒模式。這樣不僅會難以入睡，還會造成胃部消化不良和疲勞無法消除。尤其是米飯、麵包、麵類、甜食等會造成血糖值上升的食物，很容易就會打開活動模式的開關，妨礙睡眠時的荷爾蒙分泌。

晚餐有可能會晚吃的時候，不妨先在傍晚吃一個飯糰，等宵夜的時候再稍微食用一些湯品、稀飯或鍋物之類的好消化食物！

晚餐少吃點
就是健康的祕訣 喵

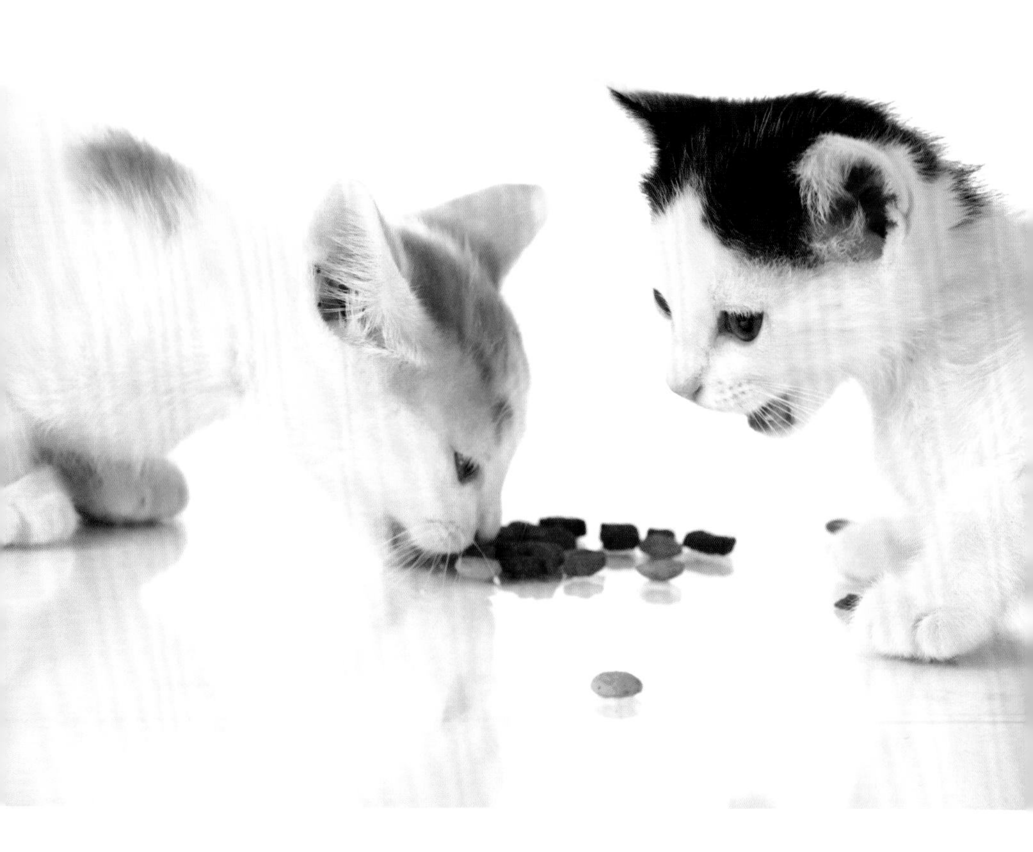

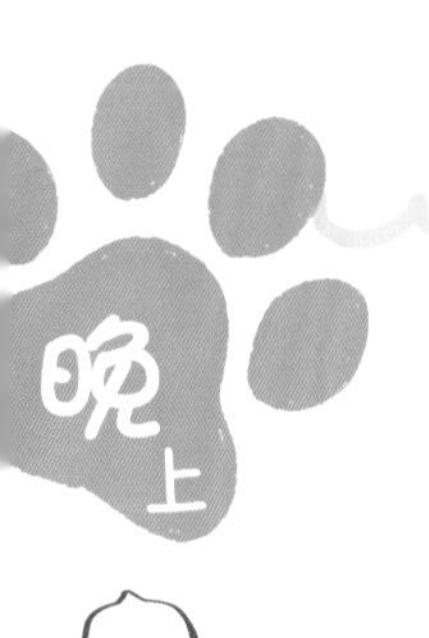

night

時間偏晚的晚餐，就喝舒眠的湯品

晚餐最好是營養均衡的輕食，可是因為工作讓你不得不晚吃的話，就可以用湯品輕鬆解決。不妨活用高湯粉或高湯包來挑戰快速食譜吧！

如果湯底是雞湯，可以放入雞肉、洋蔥、紅蘿蔔、芹菜等，做成法式火鍋。**芹菜的話，含有「芹菜鹼」這種成分，能夠安定精神**。

如果湯底是和風高湯，可以用海帶芽、韭蔥、菇類和蛋汁做成蛋花湯。**柴魚高湯所含的胺基酸，不但可以產生飽足感，還可以消除疲勞**。

你也可以善用薑或辛香料、咖哩粉這類具有暖身效果的材料，來增添美味舒眠湯品的變化吧！

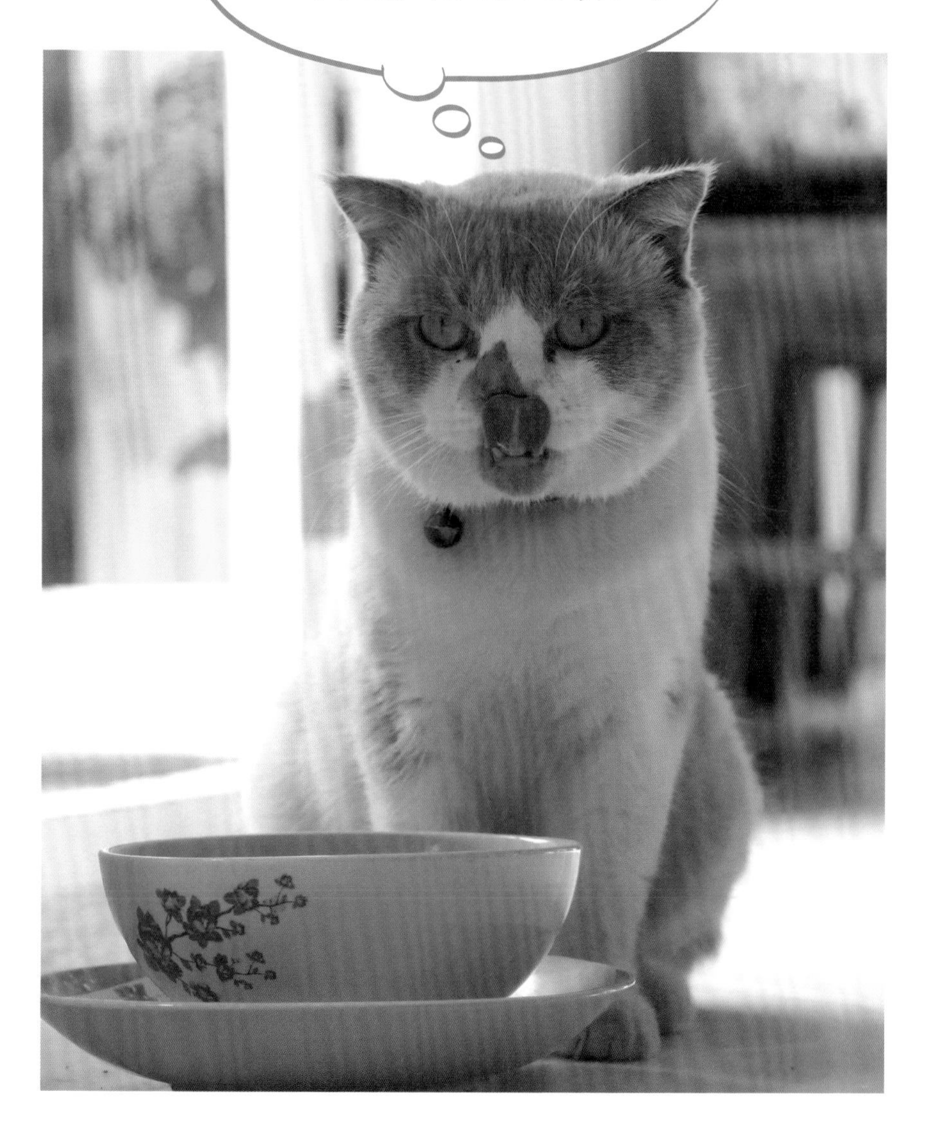
用魔法湯品讓
身體暖和起來喵

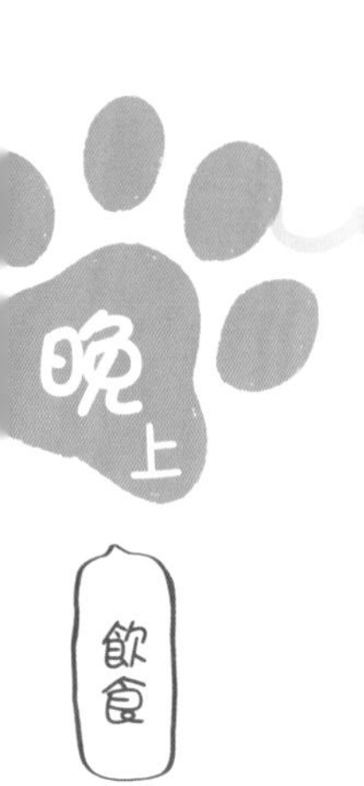

night

無酒精啤酒
對睡眠有幫助

雖然在某些人身上，睡前飲酒確實有助於入睡，但是**等酒精在睡眠的後半段分解時，交感神經就會變得活潑，睡眠也會因此而變淺**。

所以我推薦的是無酒精啤酒。根據西班牙的研究顯示，**「飲用無酒精啤酒可以縮短入睡時間」**。

無酒精啤酒所含的GABA（γ-胺基丁酸）是一種胺基酸，能穩定神經，抑制三酸甘油酯和血壓的上升。另外，啤酒花這種植物雖然會賦予啤酒苦味並產生泡沫，但它也有許多令人高興的效果，像是放鬆、抑制血糖值上升、增加好的膽固醇，以及抑制體重增加。不過，冷飲容易讓身體變冷，請小心不要過量。

睡前飲酒不可取啊 喵

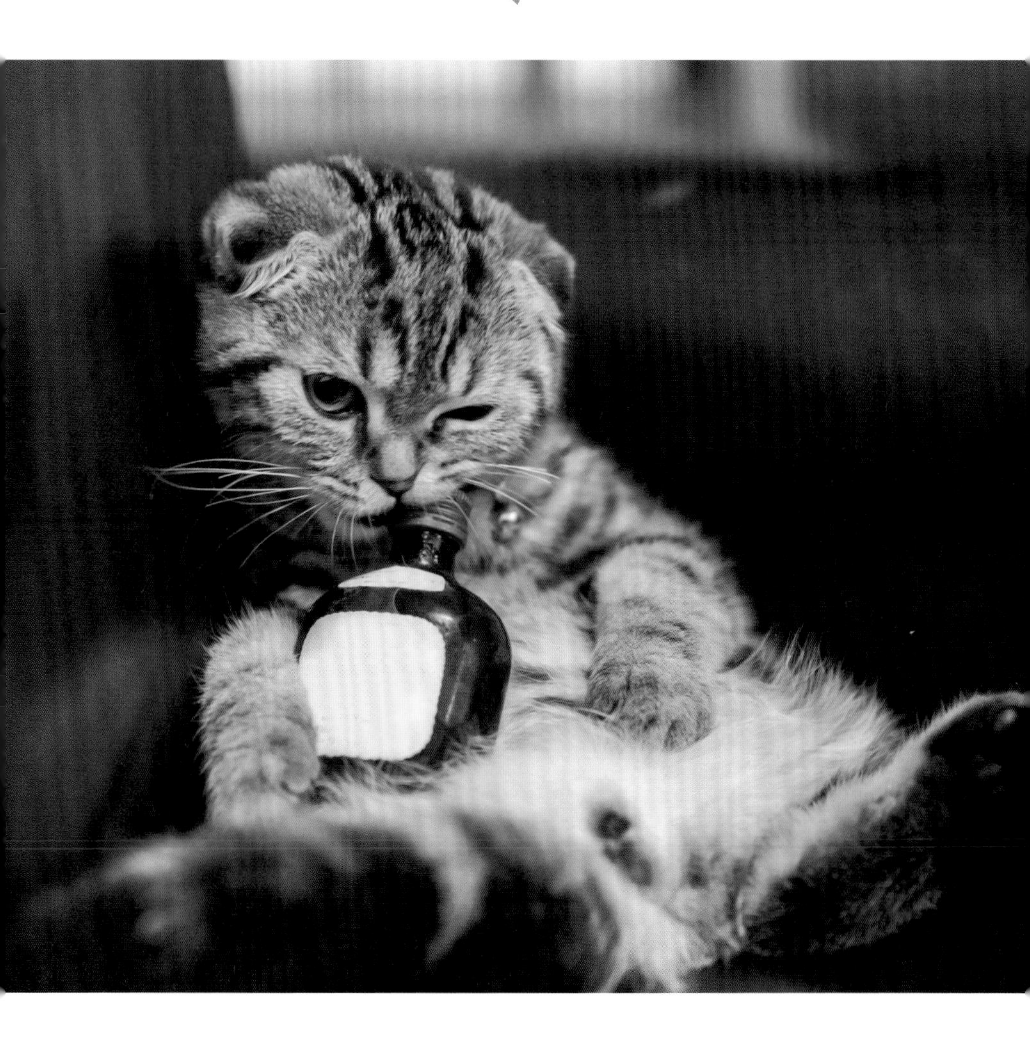

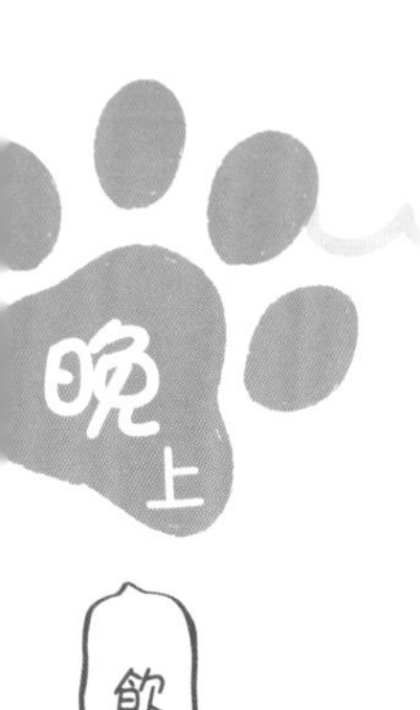

night

要留意咖啡因！

大家應該都有晚上喝了咖啡就睡不著的經驗吧！**由於咖啡因的清醒作用會持續4～7小時，所以會讓人難以入睡，睡眠也會變淺**。

雖然說到含有大量咖啡因的飲品，大家都會想到咖啡，但玉露這種日本綠茶的咖啡因含量卻是咖啡的將近3倍，紅茶則是咖啡的一半左右。不過要留意的不是只有茶，可可亞和提神飲料也都含有咖啡因。

因此，**晚上建議喝不含咖啡因的飲品**，像是用蒲公英根部製作而成的蒲公英咖啡，或是用菊苣或其他穀物烘焙而成的咖啡風味飲品，就不會妨礙睡眠。也很建議只喝白開水喔。

如果要喝花草茶，洋甘菊、薰衣草、椴樹花、聖約翰草、玫瑰等都是具有放鬆效果的選擇。

朕喝的，一直都是
無咖啡因 喵

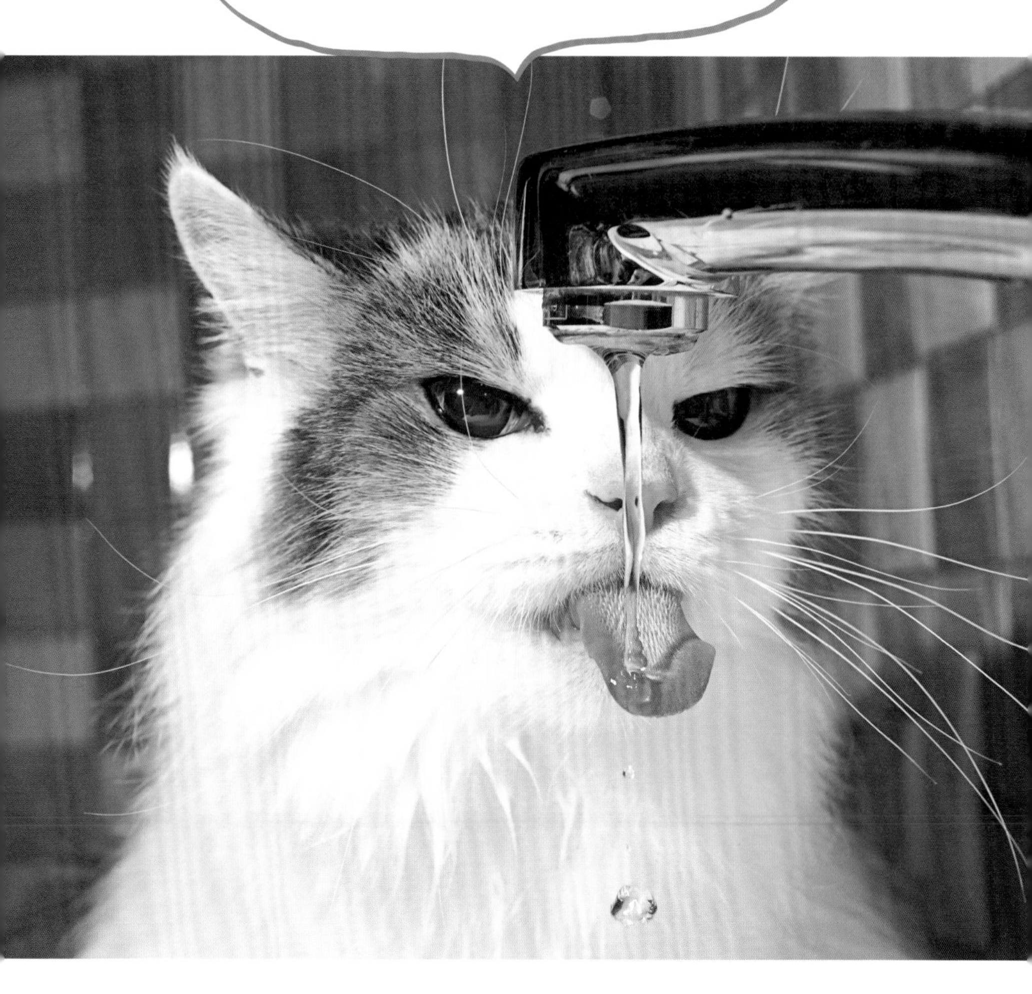

俗話說「貓一洗臉就要下雨」，
那好像是因為我們能敏銳察覺濕氣
的關係。如果看到我們在洗臉的話，
最好要小心下雨喔！喵

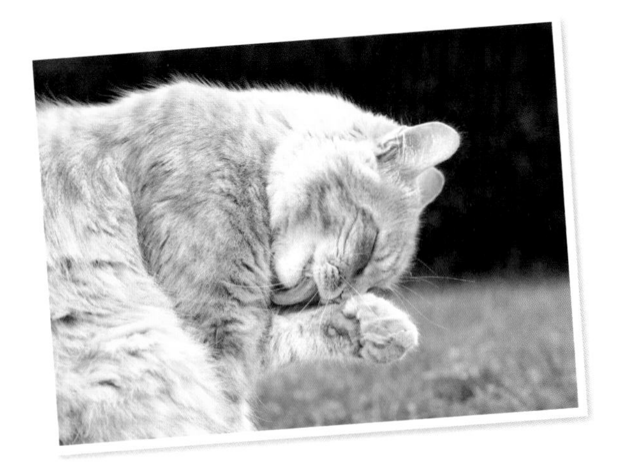

晚上

要做的事

night

打造睡眠環境

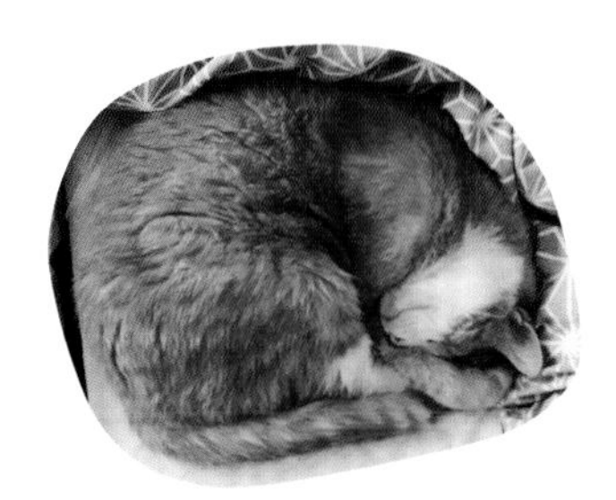

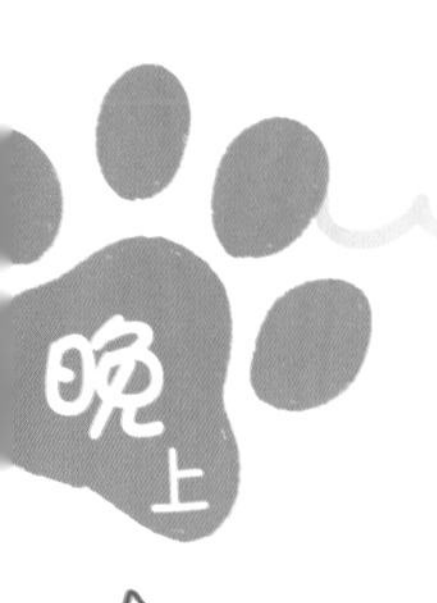

night

睡覺別開小夜燈

你是睡覺會開小夜燈的類型嗎？

事實上，有研究表明，**「開小夜燈睡覺的人，其肥胖的人數大約2倍於關小夜燈睡覺的人」**。

就算闔上眼皮，小夜燈的光線還是可以傳達到大腦，所以會抑制「褪黑激素」這種睡眠荷爾蒙的分泌。結果就是變得淺眠，並增加「類生長激素」這種促進食慾的荷爾蒙分泌，因此使人容易發胖。

如果你是在全暗環境下就睡不著的人，那就用只會照亮腳邊的腳燈。重要的是不要讓光線直接映入眼簾。

如果你會在意空調或加濕器等電器產品的運轉指示燈，那你可以貼膠帶把它蓋起來。

想要提升睡眠品質的人，或是想要瘦身、想要預防代謝症候群的人，請務必把小夜燈關掉再睡！

今晚開始
在黑暗中睡覺吧！喵

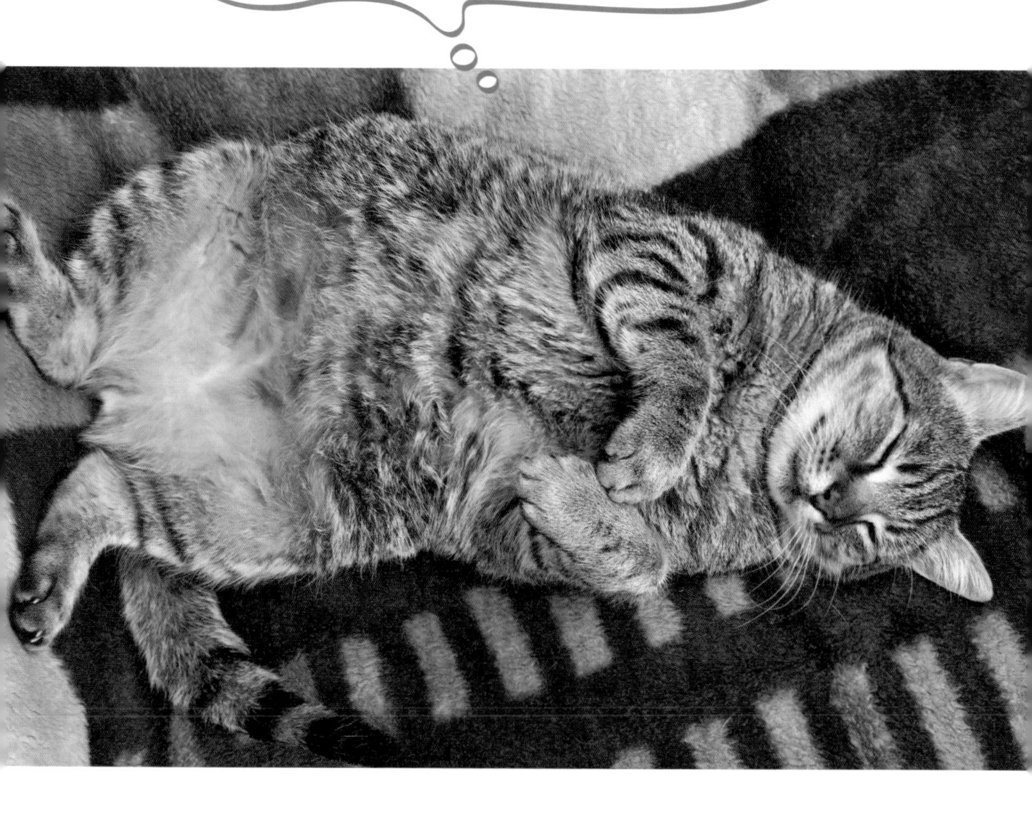

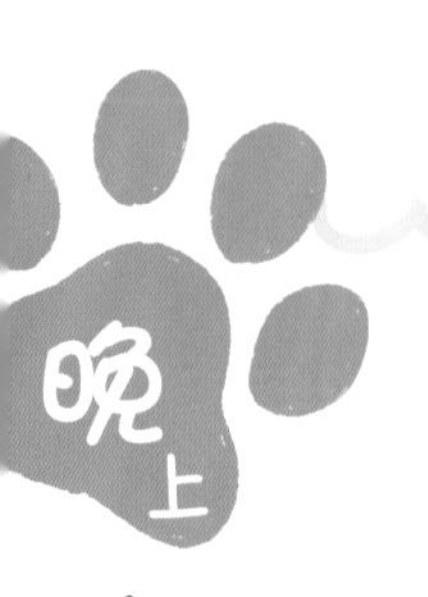

燈光要用微暗的橘光

屋內的燈光可以參考陽光的顏色變化。

白天的陽光是白色的強光，所以室內採用一樣明亮的日光照明，就能讓交感神經運作，使身體充滿活力。

陽光到了傍晚會變成橘色，所以**傍晚之後的室內照明可以改成溫暖的暖色光**。現在LED燈很方便，只要一個燈具就能簡單切換色溫或亮度。

就寢前將屋內燈光稍微調暗，就可以讓副交感神經的運作活潑起來，使人放鬆下來。如果是光線不會直接映入眼簾的間接照明，還具有讓屋內變時尚的好處。

相反地，長時間待在家庭餐廳或便利商店那樣明亮的地方，就會讓生理時鐘往後偏移而影響入睡，要注意。

睡前的片刻，不妨待在沉穩柔和的光線中悠然度過吧！

差不多該回家了 喵

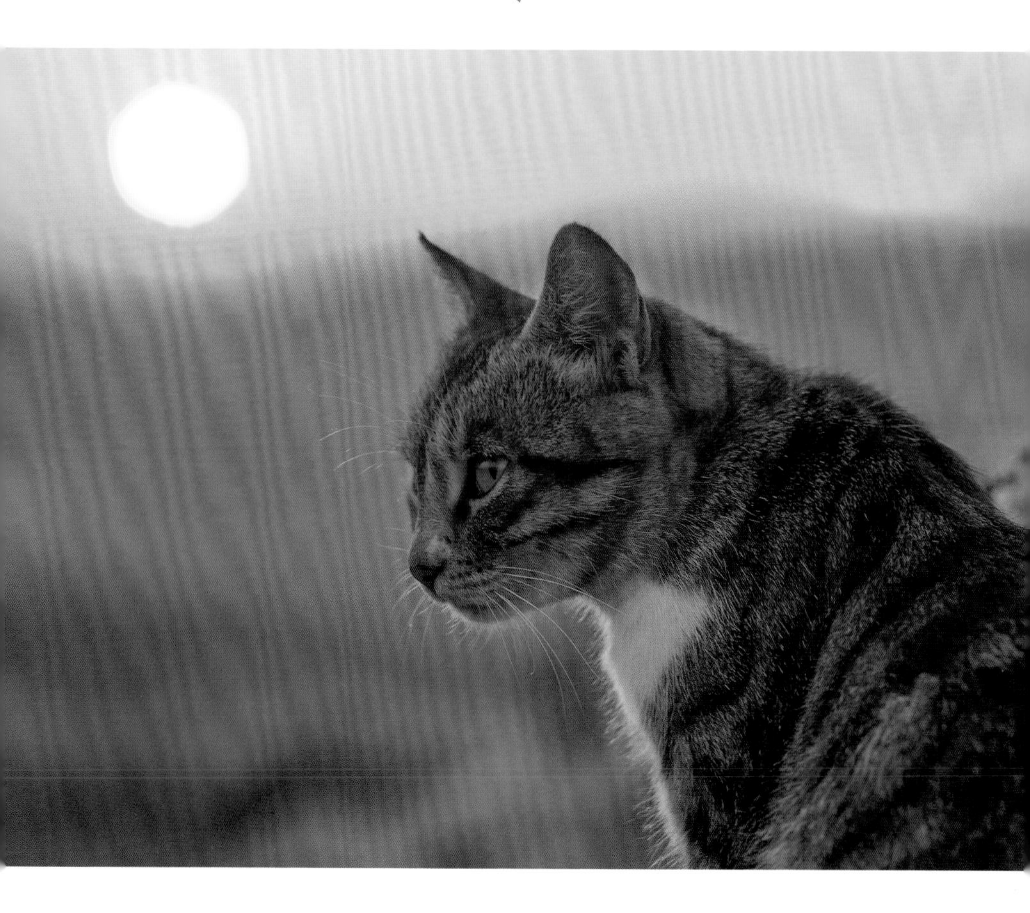

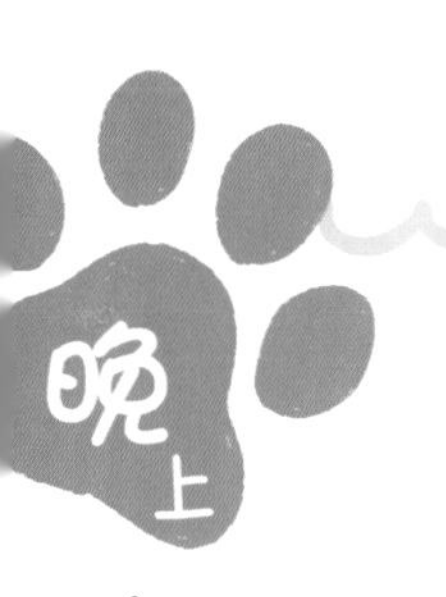

night

挑選適合自己的窗簾

挑選窗簾時，我們總是很容易把焦點放在顏色和花色之類的設計上。不過，若是**考量到睡眠的話，遮光度才是最重要的**。

在日本，遮光窗簾會依照透光性分成1～3級。1級是光線經過確實遮蔽，達到無法辨識人臉的程度，2級是可以稍微辨識表情的程度，3級則是做事時稍嫌暗了一點的程度。

如果工作需要排班而不得不在明亮的白天時段睡覺，你可以選擇1級，除此之外的人，可以挑選2級或3級那種稍微透光的窗簾即可。

早上老是爬不起來的人，請選擇透光窗簾，而不是遮光窗簾，因為穿透窗簾的陽光有助於讓人醒來。

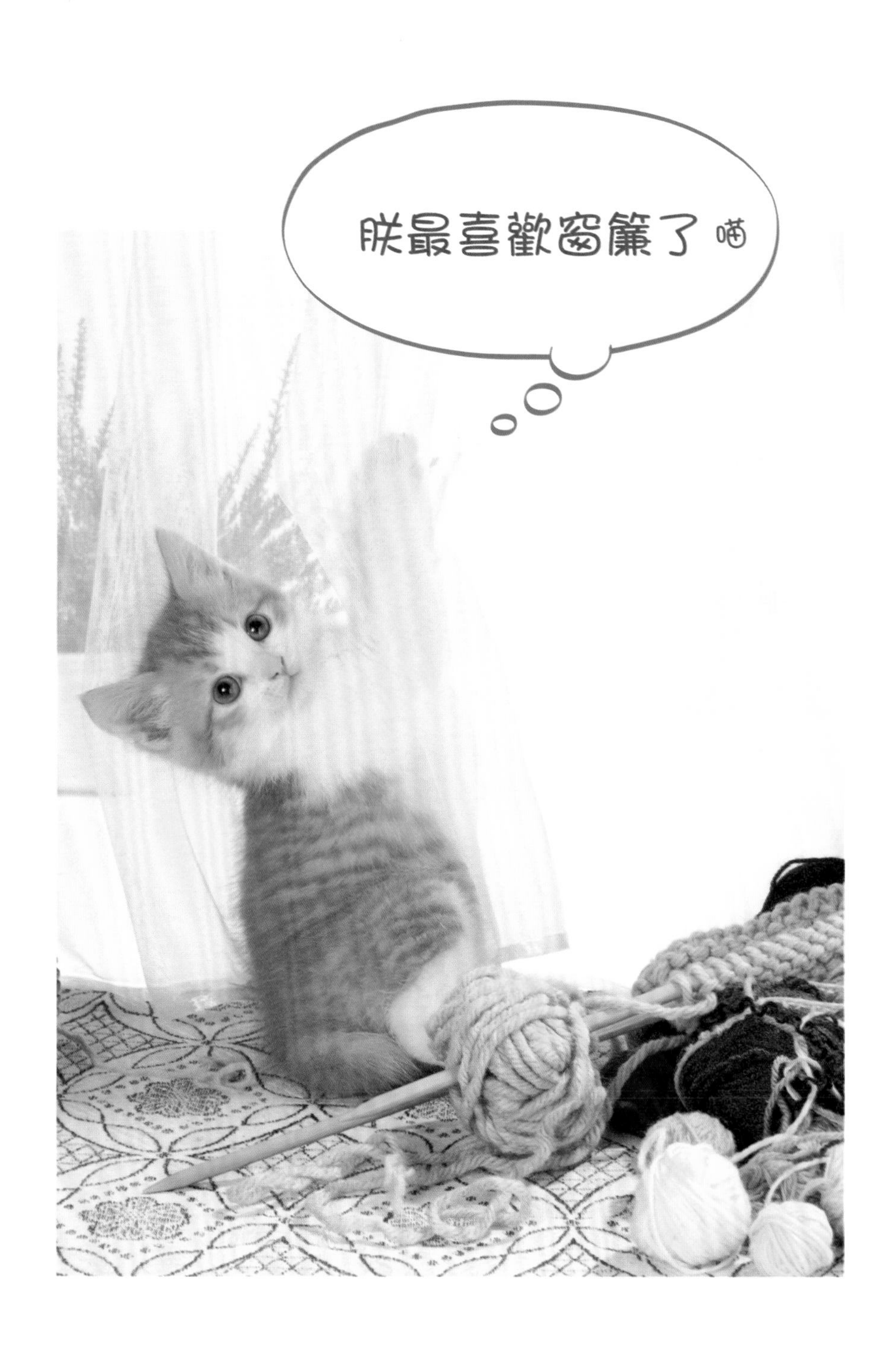
朕最喜歡窗簾了喵

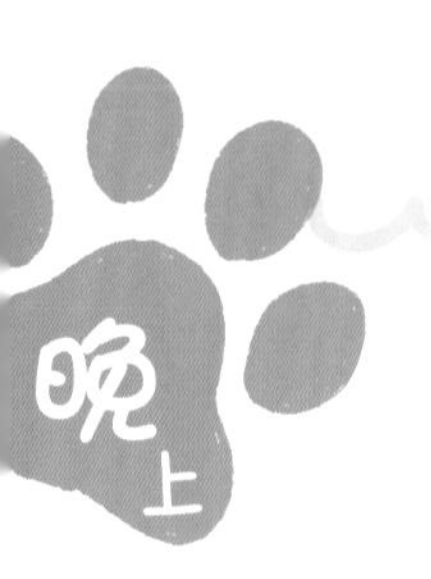

night

寢室要用米色或粉色來調合

你的寢室用了許多明亮又鮮豔的顏色嗎？也許讓你睡不好的原因就出在這些用色上喔。

顏色會影響我們的身心。實驗證明，**最讓人放鬆的顏色是米色和粉色，而藍色和綠色也具有放鬆效果**。相反地，會讓人興奮、緊張的顏色則是鮮紅色、橘色和黃色。紅色會讓體溫、血壓和心跳數上升，亮橘色或黃色則具有活躍身心的效果，所以不適合用於寢室。

寢室基本上，不要用太多種顏色，只要用1～3種顏色來調和就會很協調。像窗簾或棉被這些面積較大的物品，可以配合地板、天花板或牆壁的顏色，挑選讓人放鬆的顏色，像被套的局部花色或裝飾小物則可以使用明亮的重點色。就依照你的品味打造出舒適的寢室吧！

被讓人放鬆的
色彩包圍了呢 喵

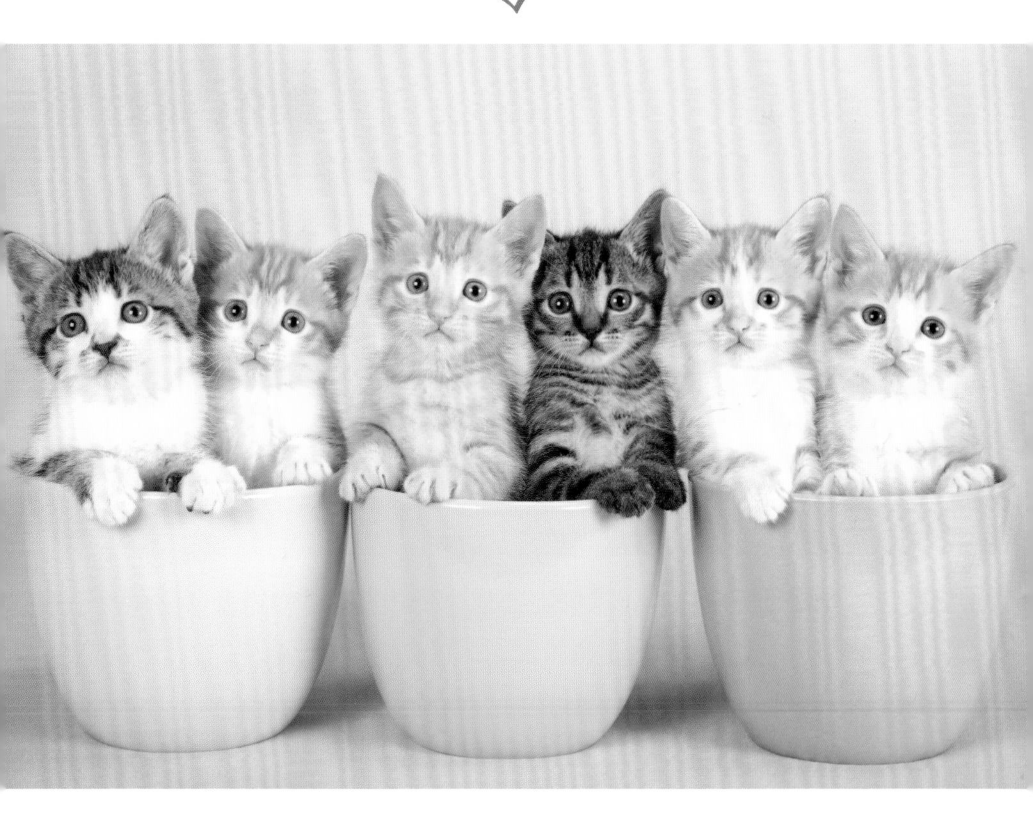

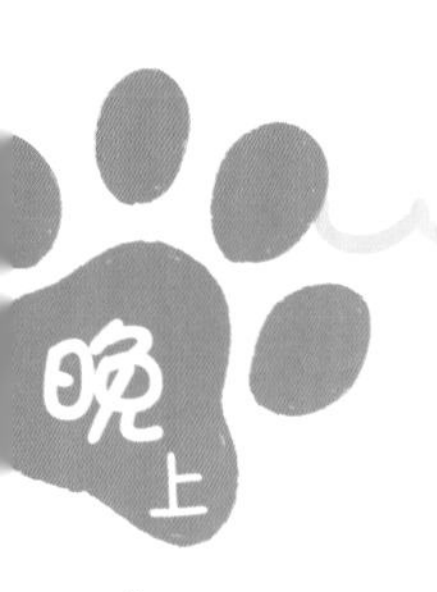

night

使用容易翻身的床墊

早上起床時，會覺得腰酸背痛或是疲勞無法消除的人，請重新檢視一下床墊。人在直立的時候，脊椎會呈現S型的弧度，你的床墊能不能讓你躺著也保持這個S型弧度，是很重要的一點。床墊太硬，腰部就會懸空，太軟，腰部就會下陷。所以挑選床墊時的基準大約是**「纖瘦的人選擇偏軟的，標準體型的人選擇軟硬適中的，肌肉發達的人則選擇偏硬的」**。

另外還有一個重點是要方便翻身。人在睡覺時，一個晚上大約會翻身20次，翻身不僅能調節棉被裡的溫度和濕度，還有促進血液循環的作用，聽說也有紓解肌肉僵硬的功效。

選購床墊時請務必試躺，檢查一下床墊是否能夠分散體壓（施加在身體上的壓力）讓人放鬆，以及是否方便翻身等。

一邊作夢，一邊在床上
滾來滾去 喵

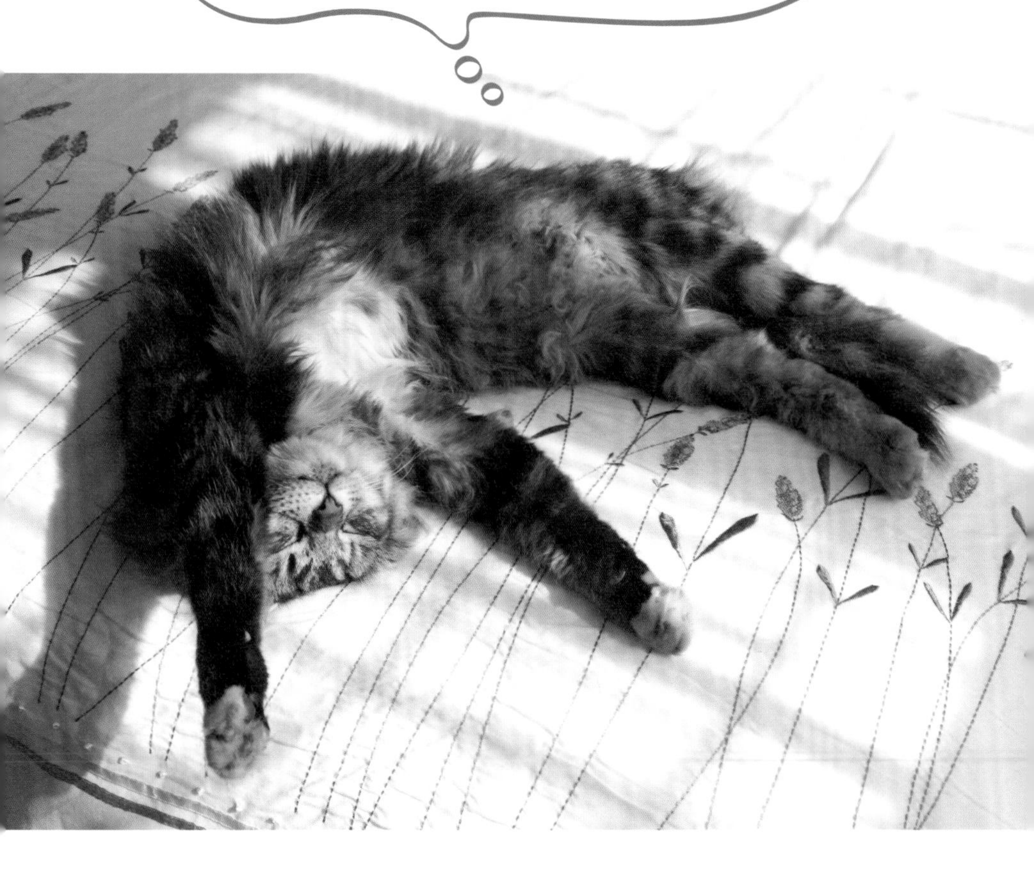

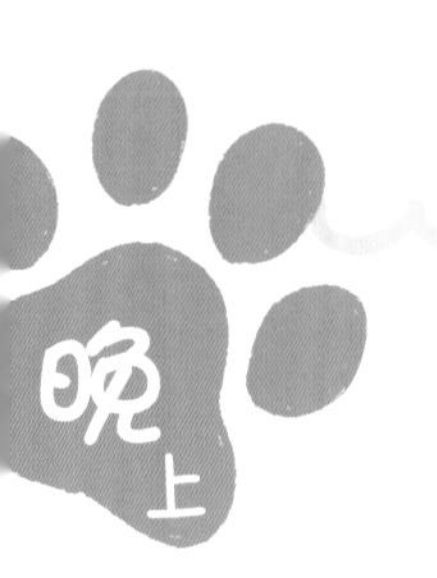

枕頭要到店裡試過再選購

早上起床覺得肩頸痠痛，或是睡覺時枕頭會跑掉，又或者頸部出現皺紋……有這些情況的人，可能就是因為枕頭不合適。

枕頭太高的話，會造成肩頸痠痛、打呼，以及頸部出現皺紋。**最適合我們的枕頭，高度往往超乎我們想像的「低」**，低到讓你驚呼「這麼低好嗎？」的程度。雖然有些人是屬於不睡枕頭的族群，但這樣很容易造成臉部浮腫和淺眠，所以要小心留意。

挑選枕頭時，**除了頸部要在仰臥時能夠迅速伸展、保持呼吸順暢外，肩膀也要在側躺時感受不到壓迫感**。而且，是否容易翻身也很重要。

由於枕頭的高度會隨床墊的硬度而有所不同，所以最好能一塊選購。當然也可以到百貨公司的寢具賣場或寢具專賣店找他們的顧問討論一下。

合適的枕頭，
躺起來就是舒服啊！
喵

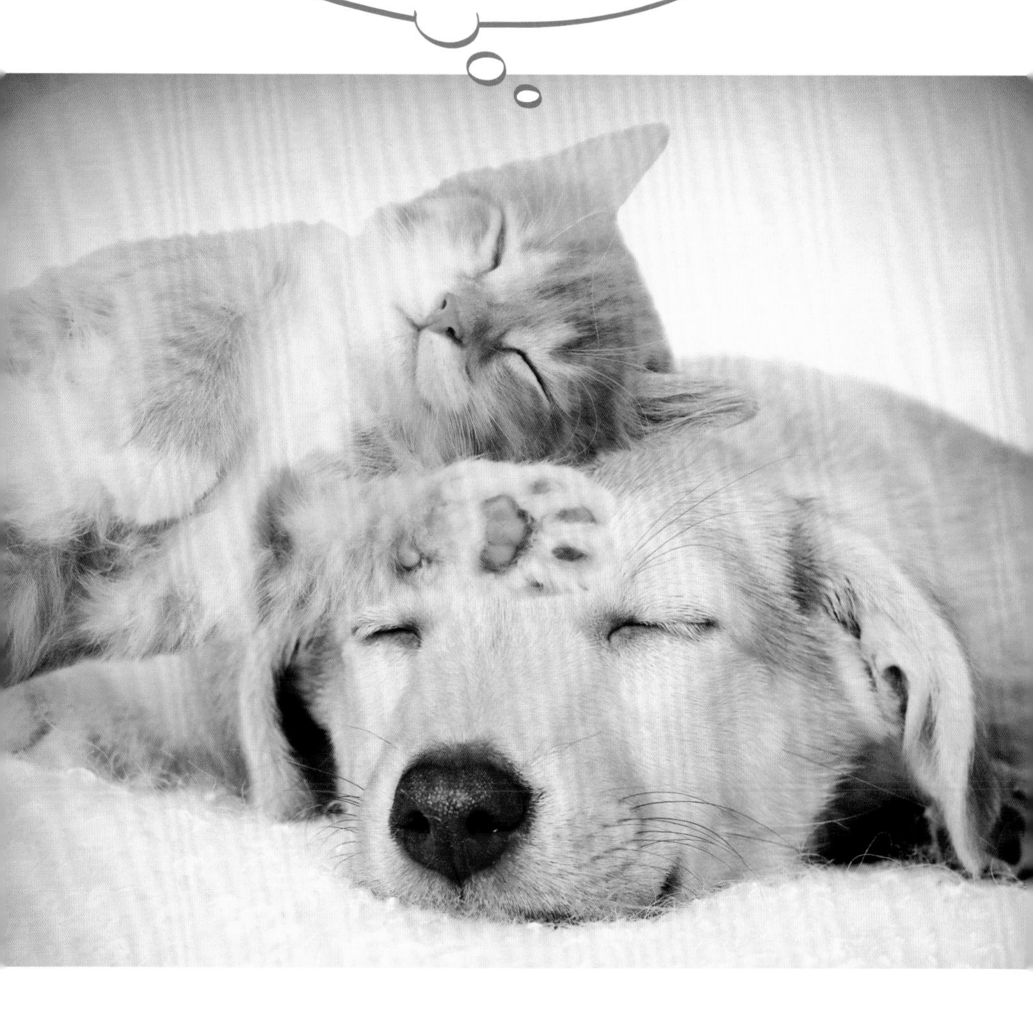

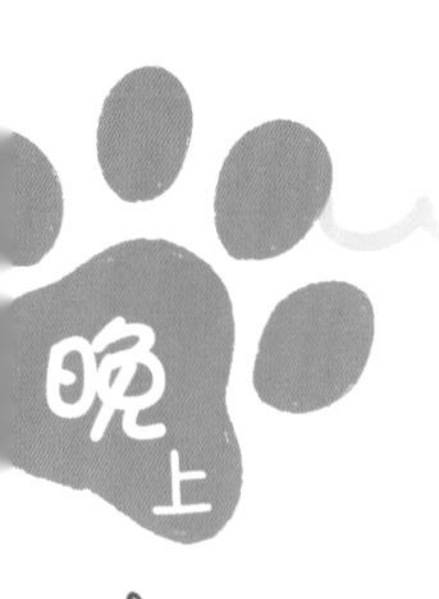

night

有伴侶的人要用2張單人床

我們經常聽到，有人因為在意另一半打呼或翻身而無法熟睡的煩惱，但在日本，這種伴侶大多是睡在小型雙人床（Semi-Double Bed）上。小型雙人床因為名為「雙人」（Double），所以不少人都以為那是要給二個人睡的，但小型雙人床其實是一個人想要舒服睡覺時的適當尺寸。如果是二個人要睡，請務必選擇標準雙人床（Double）以上的尺寸。

只是2個人睡一張床，總是會遇到各種問題，**像是二人適合的床墊硬度不同，或是冷空氣會從棉被縫隙鑽入**。如果二人起床或就寢的時間不同，另一半也會**因為上下床的震動而醒來**。

所以想要熟睡的話，我建議二人的床最好要分開，將二張單人床併在一起，並各自使用一組棉被，這樣睡眠品質就會突飛猛進喔。

若即若離的良好關係 喵

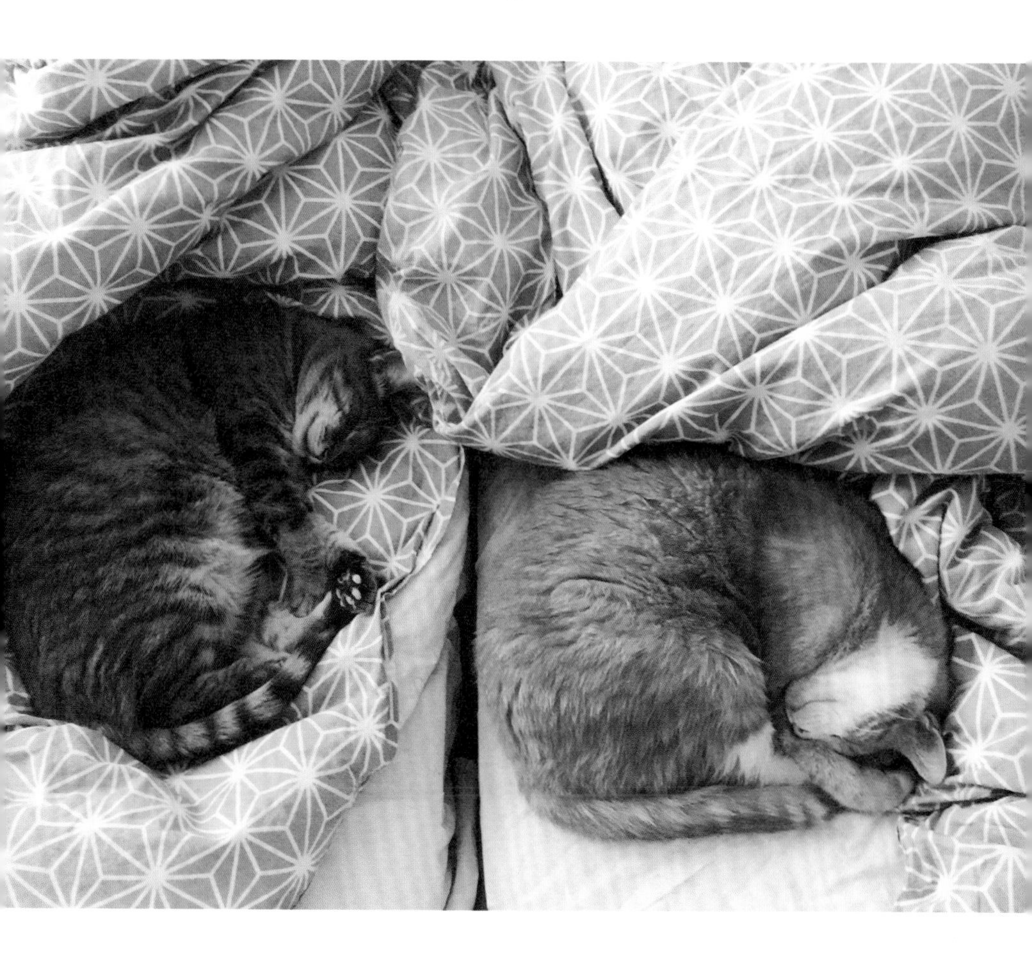

night

經常調節溫溼度

據說能讓人在夏天舒適入眠的寢室溫度是26～29℃，然後冬天是16～20℃左右，而濕度則是40～60％。所以讓我們善用空調、電扇、加濕器、除濕機等等，把打造舒眠的寢室做為目標吧！

除了室溫之外，如何讓棉被中的溫濕度維持在舒適的狀態下，當然也很重要。棉被中的理想溫度，一整年都大約都是不變33℃，而濕度則大約是在50％。

用棉被中的溫濕度來說明，大家可能不是很好懂，但只要你鑽進被窩裡會覺得舒適，那差不多就是最合適的狀態了。

為了避免冷到睡不著，或是悶熱到翻來覆去，不妨因應季節和室溫，經常交替使用棉被、毛毯或毯子等等吧！

用舒服的棉被
甜睡到天亮喵

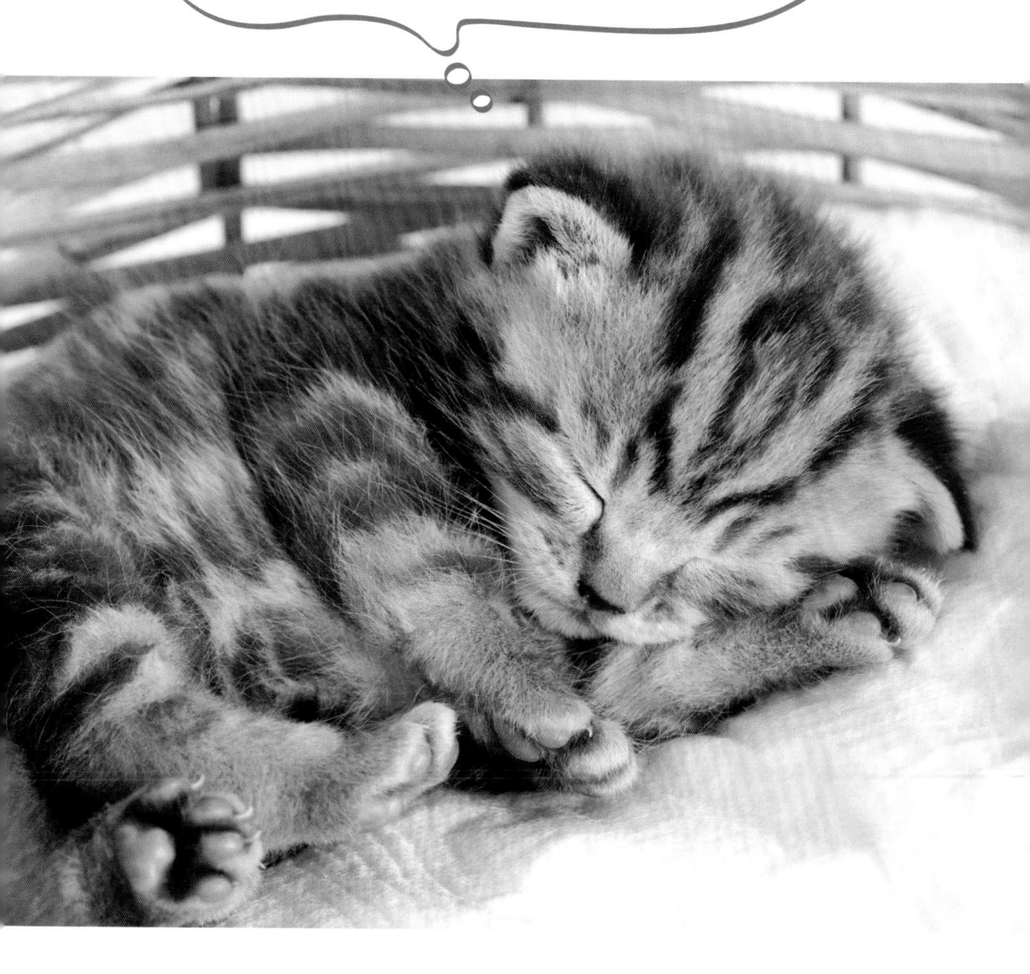

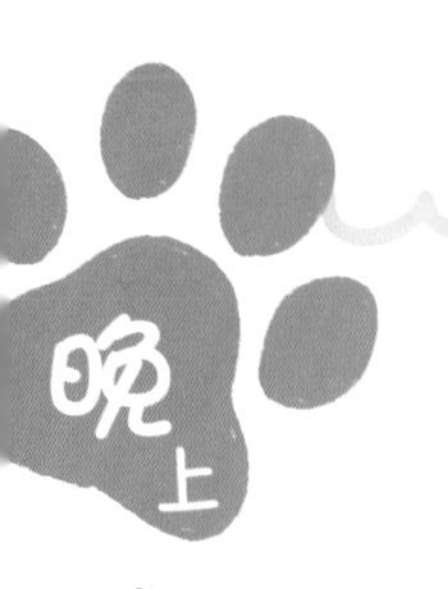

night

夏天要善用空調和電扇

「開了空調太冷，不開又很熱，到底該怎麼辦才好？」這就是夏天的例行性煩惱。論原因，問題就出在空調所設定的溫度太低了。

要解決這個問題，首先**可以使用透氣良好的機能墊**，或是**以藺草或麻編織而成的草蓆**。**只要背部涼爽，就算室溫有28～29℃也能睡得香甜**。

只不過在室溫28℃下睡覺，汗水不容易蒸發，所以就寢的1個小時前請把空調設定在25～26℃，讓寢室涼爽下來，等到就寢時再把溫度調高。因為經過1個小時讓室溫慢慢上升，所以不用擔心會冷過頭。如果遇到夜間最低氣溫超過25℃的時候，只要一整晚都讓空調維持在高一點的溫度，就能舒適地度過了。

至於不喜歡吹冷氣的人，不妨**讓電扇擺頭對著天花板或牆壁吹，這樣室內的空氣就能緩緩流通**。

就算是夏天也能
睡得香甜喔！喵

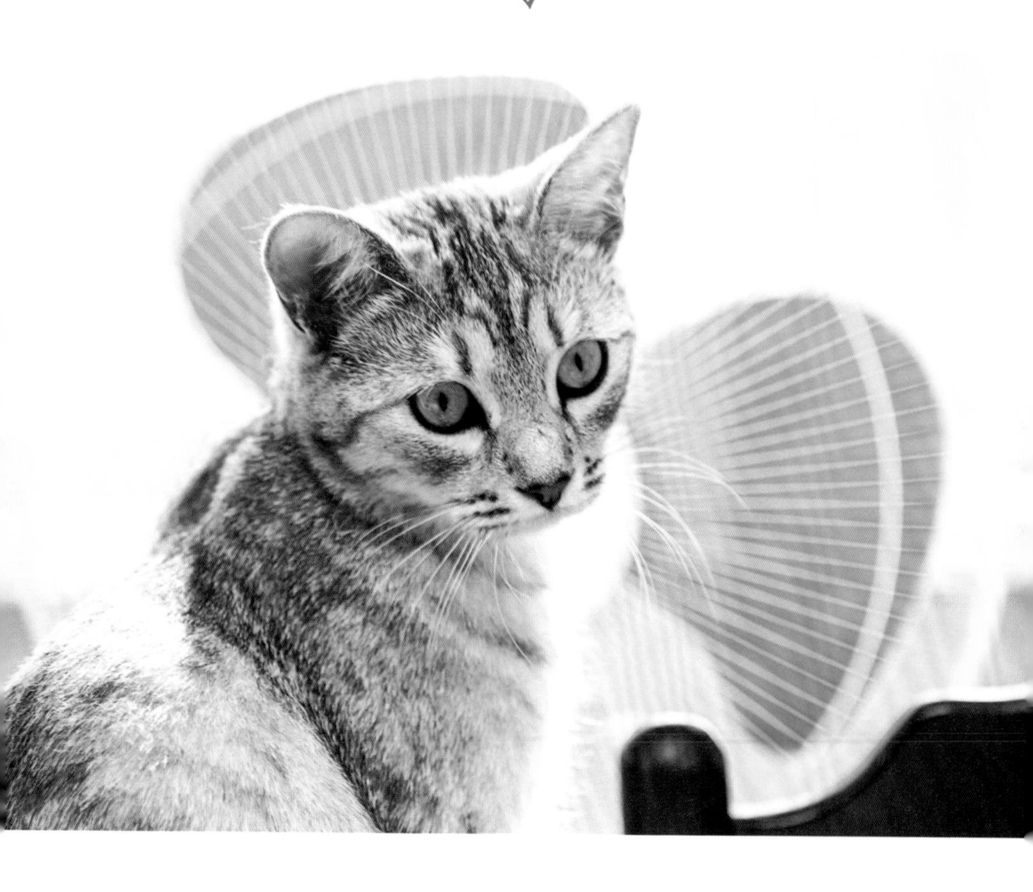

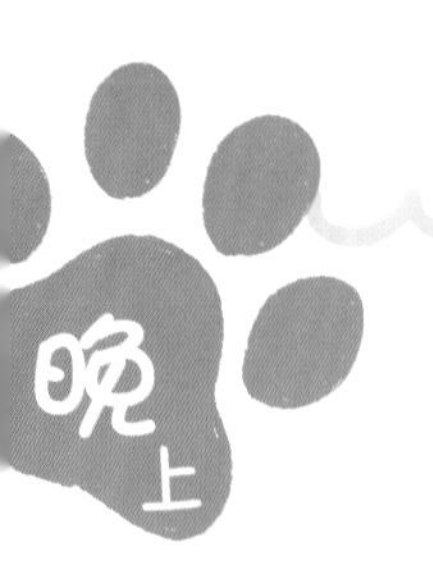

夏天時要保持背部涼爽

夏天之所以難以入睡，原因其實是背部溼熱。所以夏天想要熟睡的重點就在於如何保持背部涼爽。

最簡單的方法就是把百元商店買來的海草墊（以水草約略編織而成的墊子）鋪在背部位置的床單下面，增加背部與床單之間的空氣流通，來預防悶熱不適。

最近，市面上有各式各樣夏天用的機能墊，其中我特別推薦用藺草、竹、麻等天然材料製作而成的，或是具有立體構造能讓空氣流通的製品。

要讓背部涼爽，另一個方法就是側睡。只要使用「抱枕」，就能輕鬆保持側睡姿勢。而這個抱枕只要把沒在使用的棉被捲起來，用繩子綑綁3～4個位置就完成了。只要抱著抱枕，腋下和兩膝之間就會出現空隙，這樣也就能涼爽入睡了。

跟抱枕相親相愛 喵

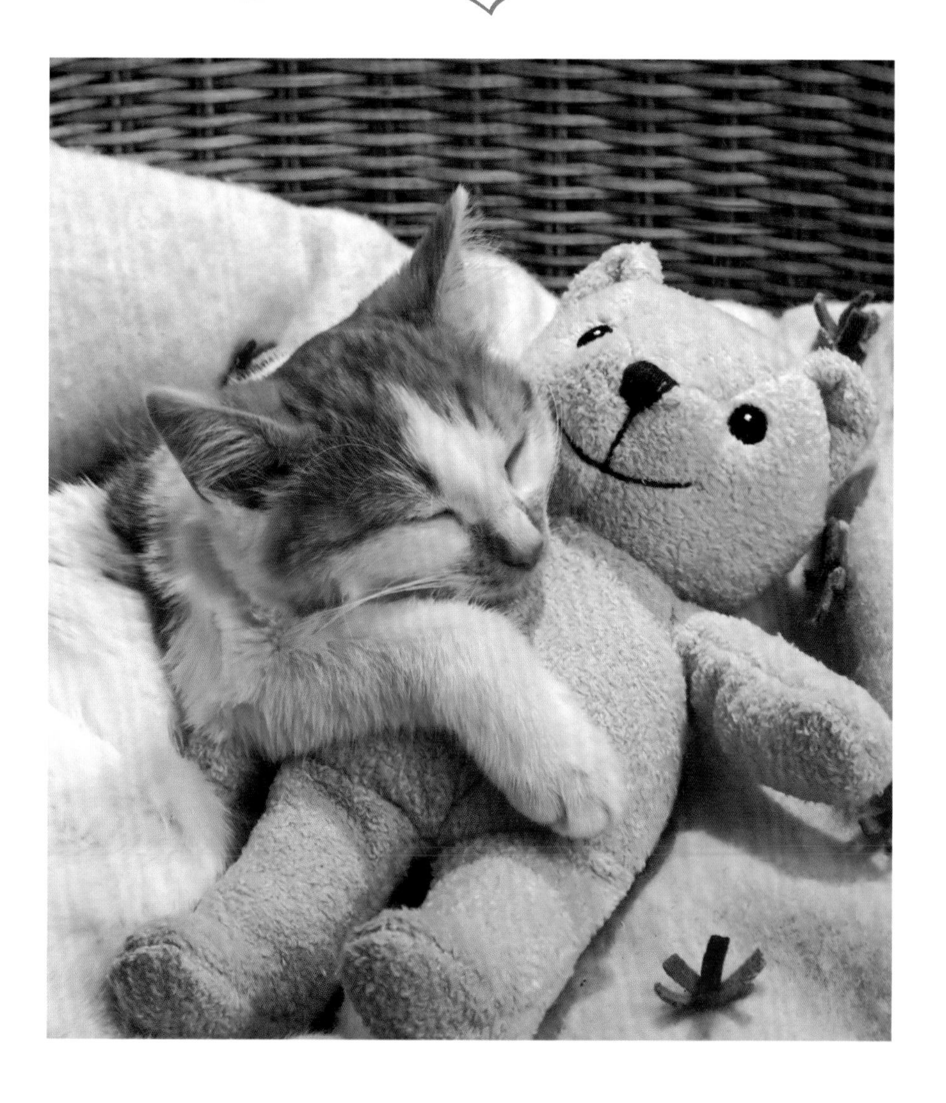

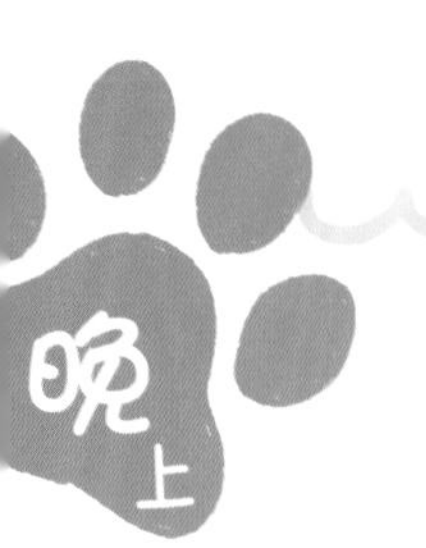

night

妥善安排寢具的擺放順序來擊退寒冷

寒冷是舒眠的大敵。對於地板傳上來的寒氣，可以把鋁箔墊鋪在床墊或日式床墊下方來加以阻隔。

此外，**讓背部保暖也是一大重點，因為全身的血液循環變好，才能舒舒服服地睡著**。所以不妨在床單上鋪上一層毛毯，或是利用保暖性高的機能墊。

有些人會蓋好幾床棉被，或是蓋的棉被又厚又重，但這樣反而會因為壓迫而造成血液循環不良。而且棉被太重的話會讓人翻身困難，降低睡眠品質，所以還是用**輕盈又高度保暖的羽絨被比較好**。

在寒冷季節時，寢具由下往上的擺放順序，建議是：鋁箔墊→床墊（或日式床墊）→床單→冬天用機能墊→身體→羽絨被。還可以把超細纖維的輕薄毛毯蓋在最上面，避免熱度佚失，就能更加溫暖。請務必試試看吧！

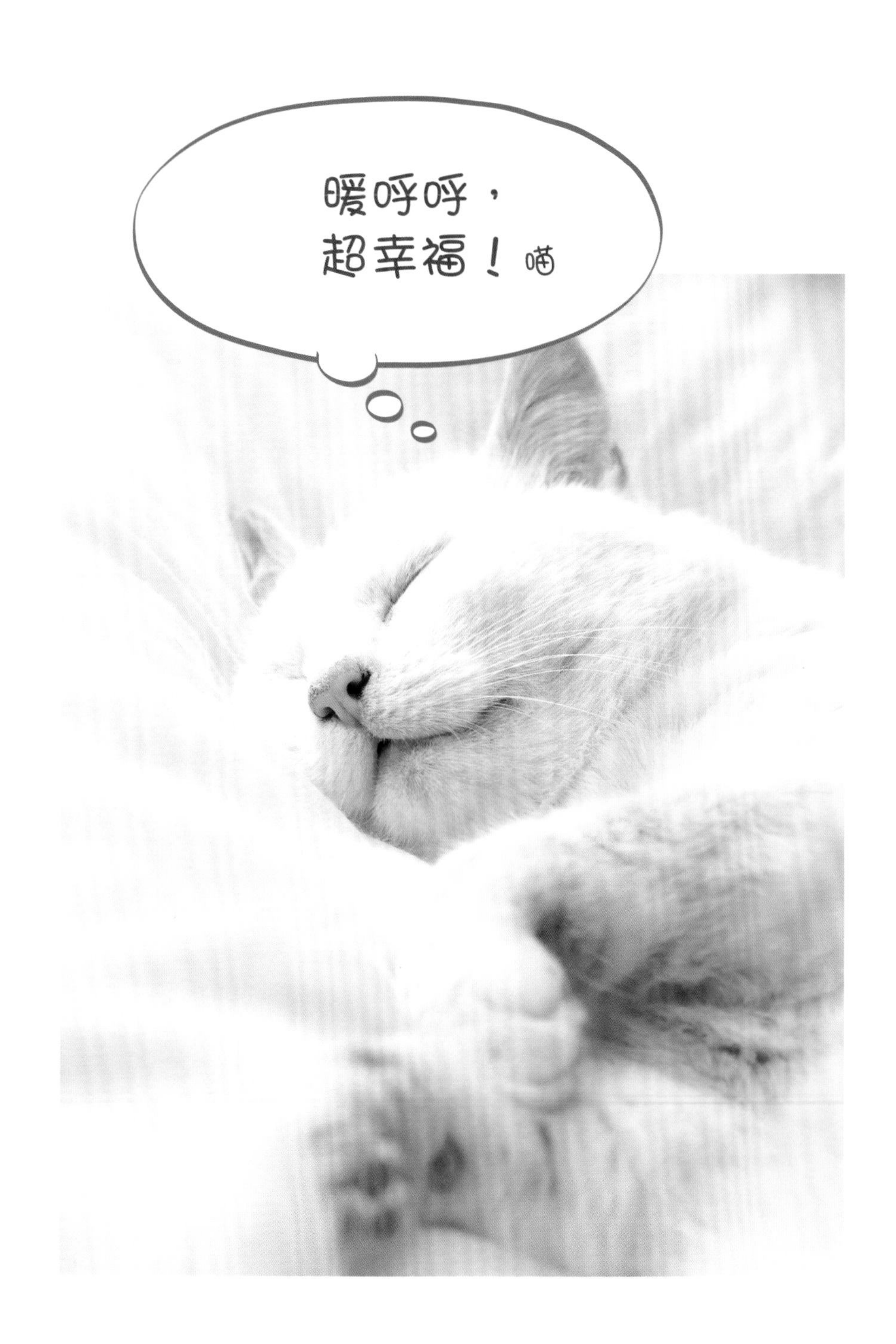
暖呼呼，
超幸福！喵

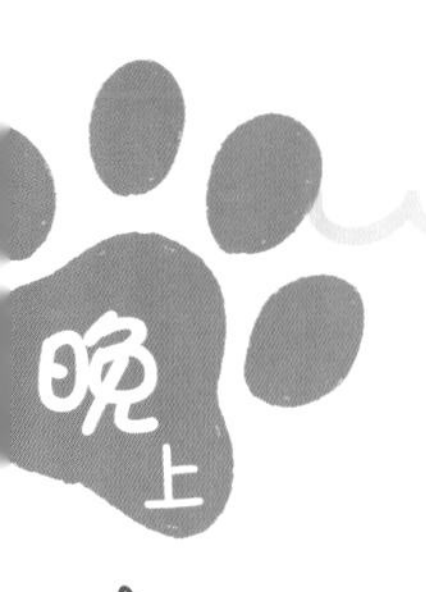

night

羽絨被要根據蓬鬆度來挑選

大家知道通稱的羽毛分為羽毛（Feather）和羽絨（Down）二種嗎？

羽絨的形狀就像蒲公英的棉毛一樣，輕盈又富含空氣。羽毛則是一般印象中的羽毛，有梗且較硬。在選購羽絨被時，要檢查的就是這個羽絨和羽毛的「占比率」。**羽毛的比例越高，摸起來就會硬邦邦，缺少蓬鬆柔軟的感覺，所以最好選擇羽絨占90%以上的製品**。

另外，「Down Power」的數值更是重要。Down Power指的是1克羽毛的體積，數值越大，羽絨被就越是蓬鬆、輕盈、保暖和高級。所以購買時請確認標籤，**選擇dp值高於400的產品**。其他還有氣味、縫線以及羽絨是否會跑出來等等，都要檢查。現在坊間的劣質品充斥，請小心不要被網路販售的超低價給迷惑了。

鬆軟的軟毛
超棒的呀！喵

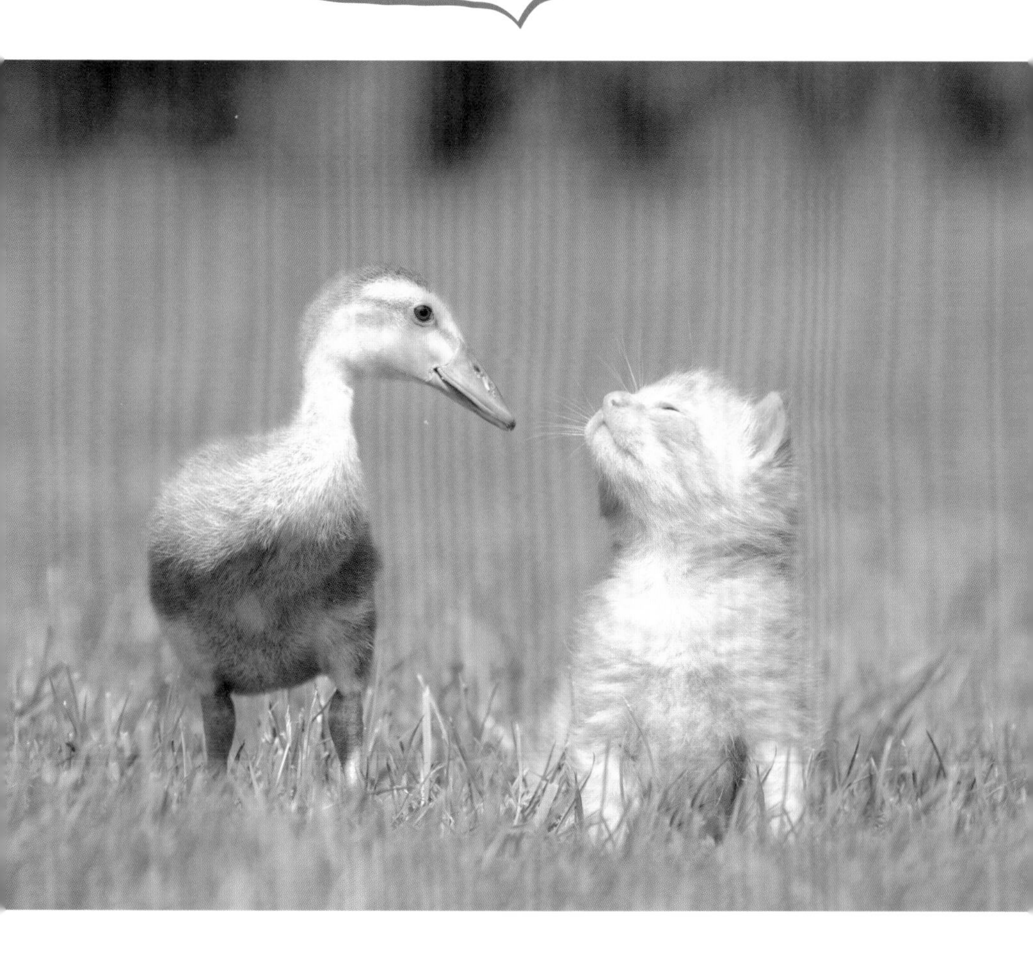

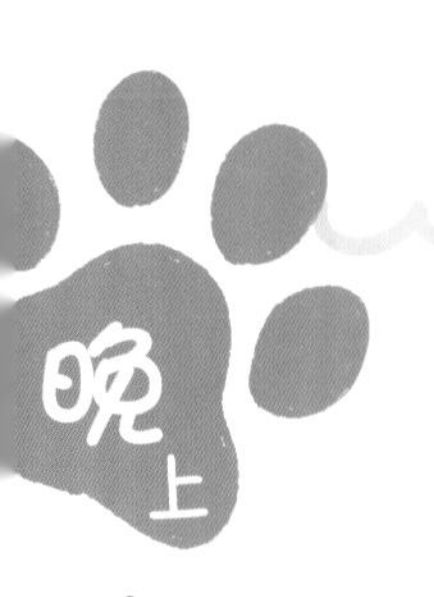

凡事以睡眠為優先

就算放眼全世界，日本人的睡眠時間也是首屈一指的短。尤其是日本女性的睡眠時間，更是聞名全球的世界第一。很多人每天都被時間追趕著而犧牲睡眠時間，但何不藉此機會停下腳步，重新檢視一下自己的睡眠呢？

根據英國的研究顯示，「**睡眠充足的人，有大約4成擁有很高的目標達成率**」。人一旦睡眠不足，疲勞就無法消除，所以達成目標所必需的自制力也會降低，因而變得很容易放棄目標。

無論如何請把賜予你力量的睡眠放在第一位，就**先從一天多睡30分鐘開始**。接著，為了讓自己睡得更深，請至少讓自己嘗試一種舒眠的方法。這些都是為了讓你變成那個更加積極、更加健康，也更加接近目標的自己。

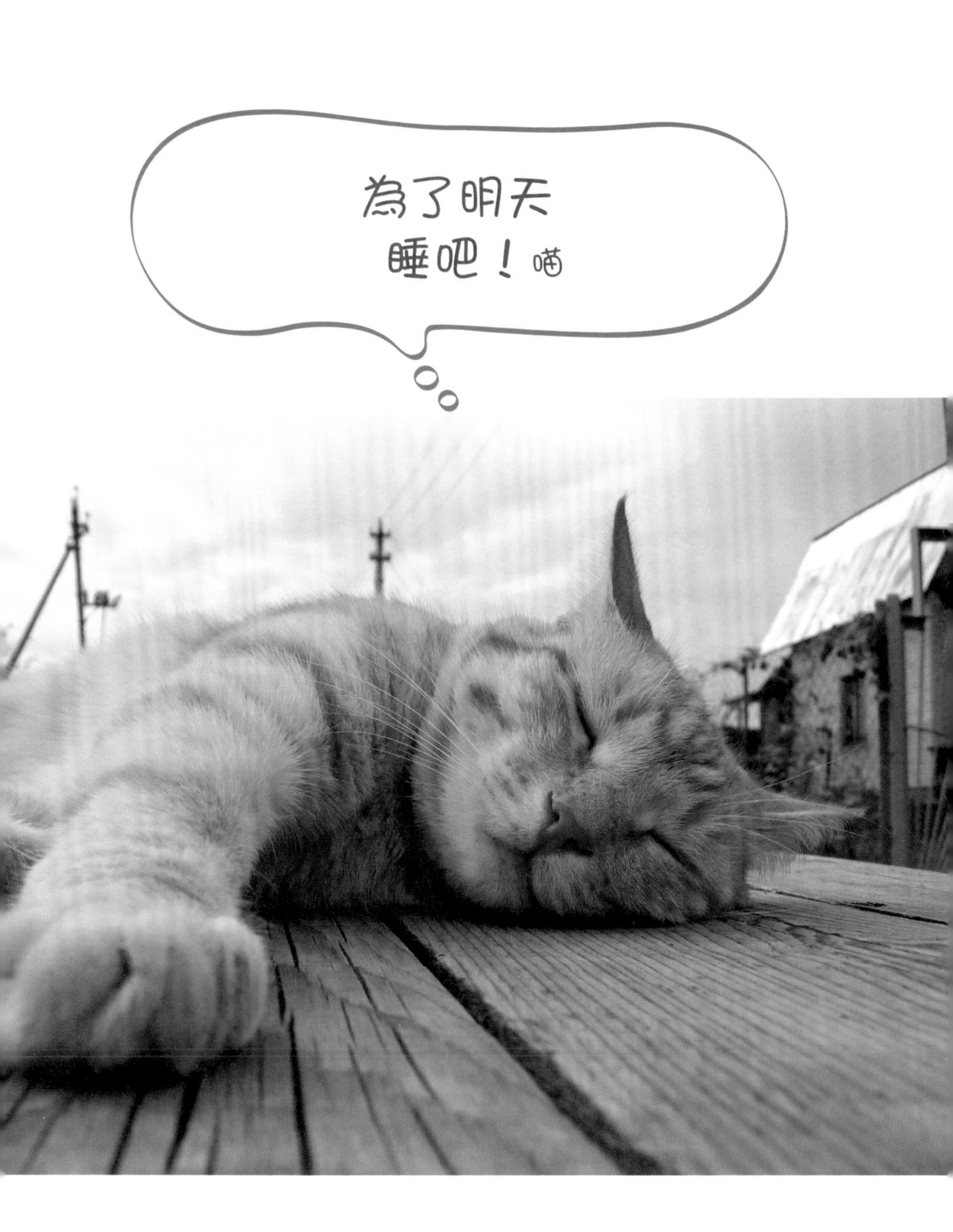
為了明天
睡吧！喵

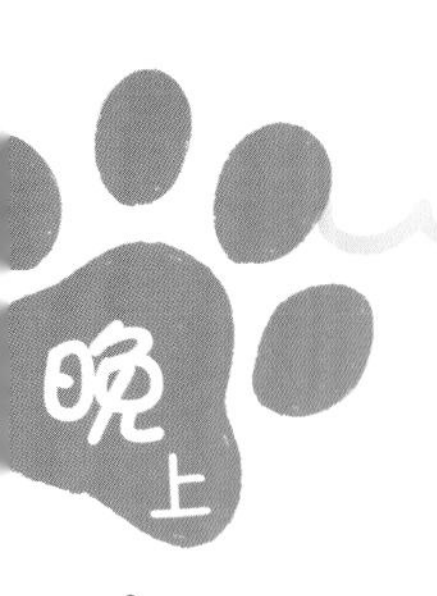

睡眠會讓人成長

就連一點小事也會焦躁地找人麻煩、自己的事都自顧不暇了根本不想和別人的事扯上邊、只要被交辦額外的工作就會心裡都是不滿……覺得自己內心出現這種狀態的人，你是不是一直都睡眠不足呢？

只要沒有睡飽，內心就會缺少餘裕而變得自我中心，對很多事也都會覺得麻煩。

睡眠不單是為了消除疲勞，也是為了成長而存在。睡眠充足，你的器量就會變大，待人接物時內心也都會細心以對。像這樣理想的心理狀態，才會讓人更加成長。

雖然肉體的成長止於20歲左右，但心靈的成長卻是止於生命的終結。為了讓你接下來的人生充滿光輝，請務必重視每天的睡眠。

睡飽了就會長大喔！喵

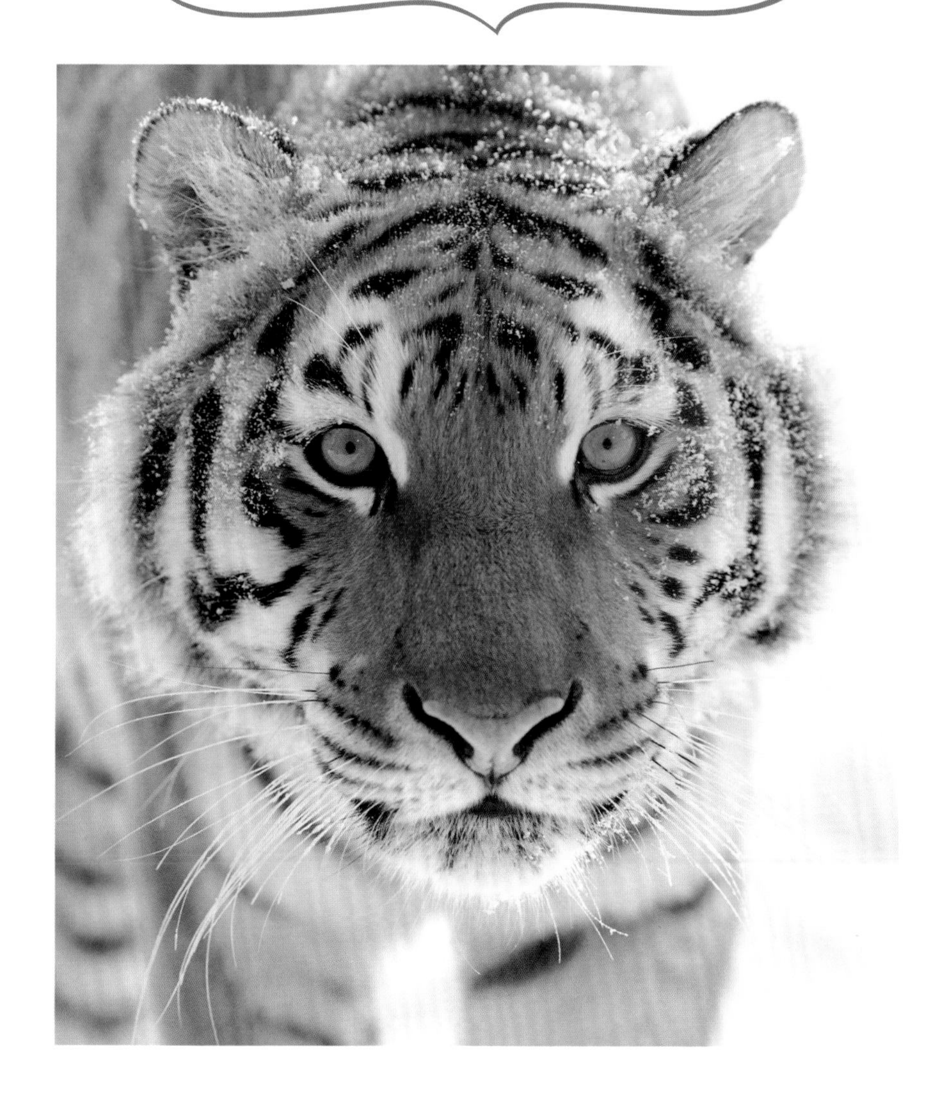

結語

打從家裡來了二隻貓，到現在已經邁入第10年了。在那之前我從來沒養過動物，就這樣戰戰兢兢地展開了與貓同居的生活。只是沒想到會這麼療癒。就算回到家已經很累了，但只要在玄關看到睡眼惺忪的貓咪前來迎接我，內心就會湧現明天也要好好加油的心情。

貓咪總是我行我素，看到新的紙袋或紙箱，不管怎樣就是先鑽進去看看，看到我在看報紙，就跑來一屁股坐上，這些都是家常便飯的事。嘴上說著「夠了，不要這樣～」，但內心卻很樂意的我，自己也在覺得「繼續這樣沒關係」的同時，被療癒了呢。

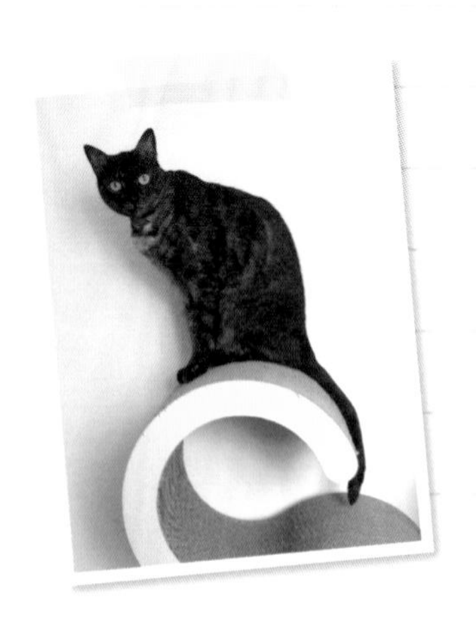

完全變成貓奴的我，也對貓咪的照片或影片樂在其中。光是看著有趣、幽默又無憂無慮的貓咪照片，就能讓我忘記不開心的事。貓咪是讓我們能夠生活在現代的特效藥，如此寵愛貓咪的時代，應該從來沒有過吧！

然而，想要療癒一天的疲勞並消除精神壓力，沒有什麼比得過優質的睡眠。因此，本書收錄了許多大家可以做到的事，請大家被貓咪的照片療癒後，務必要實踐看看。

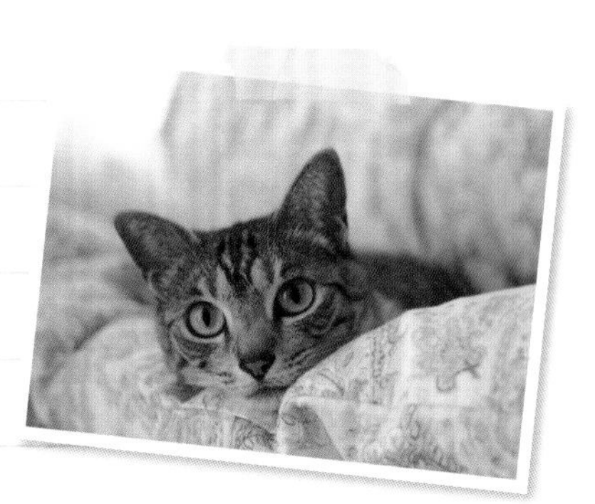

我要感謝本書的責任編輯結城怜子小姐，謝謝你挑選了這些溫暖人心又完全符合內容的照片，讓這本書變得這麼可愛。

希望大家都能擁有跟貓咪一樣熟睡的睡眠，然後因此表現出屬於你的活力來迎接明天的到來！

舒眠治療師　三橋美穗

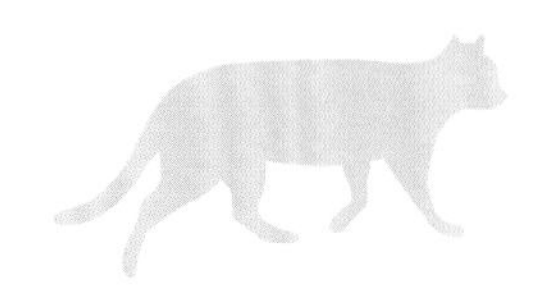

國家圖書館出版品預行編目資料

跟喵星人一起倒頭就睡：揮別失眠的魔法書 / 三橋美穗著；賴純如譯. -- 初版. -- 新北市：漢欣文化, 2018.12
144面；14.8×21公分. -- (SuFu；1)
譯自：ニャンともぐっすり眠れる本
ISBN 978-957-686-761-3(平裝)

1.睡眠 2.健康法

411.77　　107019493

　定價320元

SuFu 1

跟喵星人一起倒頭就睡：揮別失眠的魔法書

作　　者 / 三橋美穗
譯　　者 / 賴純如
出 版 者 / 漢欣文化事業有限公司
地　　址 / 新北市板橋區板新路206號3樓
電　　話 / 02-8953-9611
傳　　真 / 02-8954-4084
郵撥帳號 / 05837599 漢欣文化事業有限公司
電子郵件 / hsbookse@gmail.com
初版一刷 / 2018年12月

照片提供
封面ⒸAfrica Studio-Fotolia
封面、P11、P15、P17、P19、P21、P23、P25、P27、P30、P47、P50、P55、P59、P61、P63、P67、P72、P87、P89、P91、P92、P97、P99、P101、P102、P109、P111、P112、P115、P117、P121、P125、P129、P131、P133、P135、P137、P141／Shutterstock
封面ⒸiStock.com/rottadana、P13ⒸiStock.com/Jelena990、P29ⒸiStock.com/SchmitzOlaf、P33ⒸiStock.com/c-foto、P35ⒸiStock.com/MHjerpe、P37ⒸiStock.com/Sean Pavone、P39ⒸiStock.com/HIT1912、P41ⒸiStock.com/the_Mangus、P43ⒸiStock.com/kazoka30、P45ⒸiStock.com/Dragoncello、P49ⒸiStock.com/Iurii_Au、P53ⒸiStock.com/Borut Trdina、P57ⒸiStock.com/jonathansloane、P65ⒸiStock.com/ShelGreen、P69ⒸiStock.com/sdominick、P71ⒸiStock.com/tiburonstudios、P75ⒸiStock.com/narcisa、P77ⒸiStock.com/fotoedu、P79ⒸiStock.com/petervician、P81ⒸiStock.com/bluecinema、P83ⒸiStock.com/Phuwasit、P85ⒸiStock.com/mateer007、P95ⒸiStock.com/natalieeckelt、P105ⒸiStock.com/skynesher、P107ⒸiStock.com/patanasak、P119ⒸiStock.com/Studio-Annika、P123ⒸiStock.com/VicZA、P127ⒸiStock.com/knape、P139ⒸiStock.com/Laures

日文原著工作人員
裝幀・設計／加藤美保子
校對／東京出版 Service Center
編輯協力／荻野瑛子
編輯／結城怜子（主婦之友 Infos 情報社）

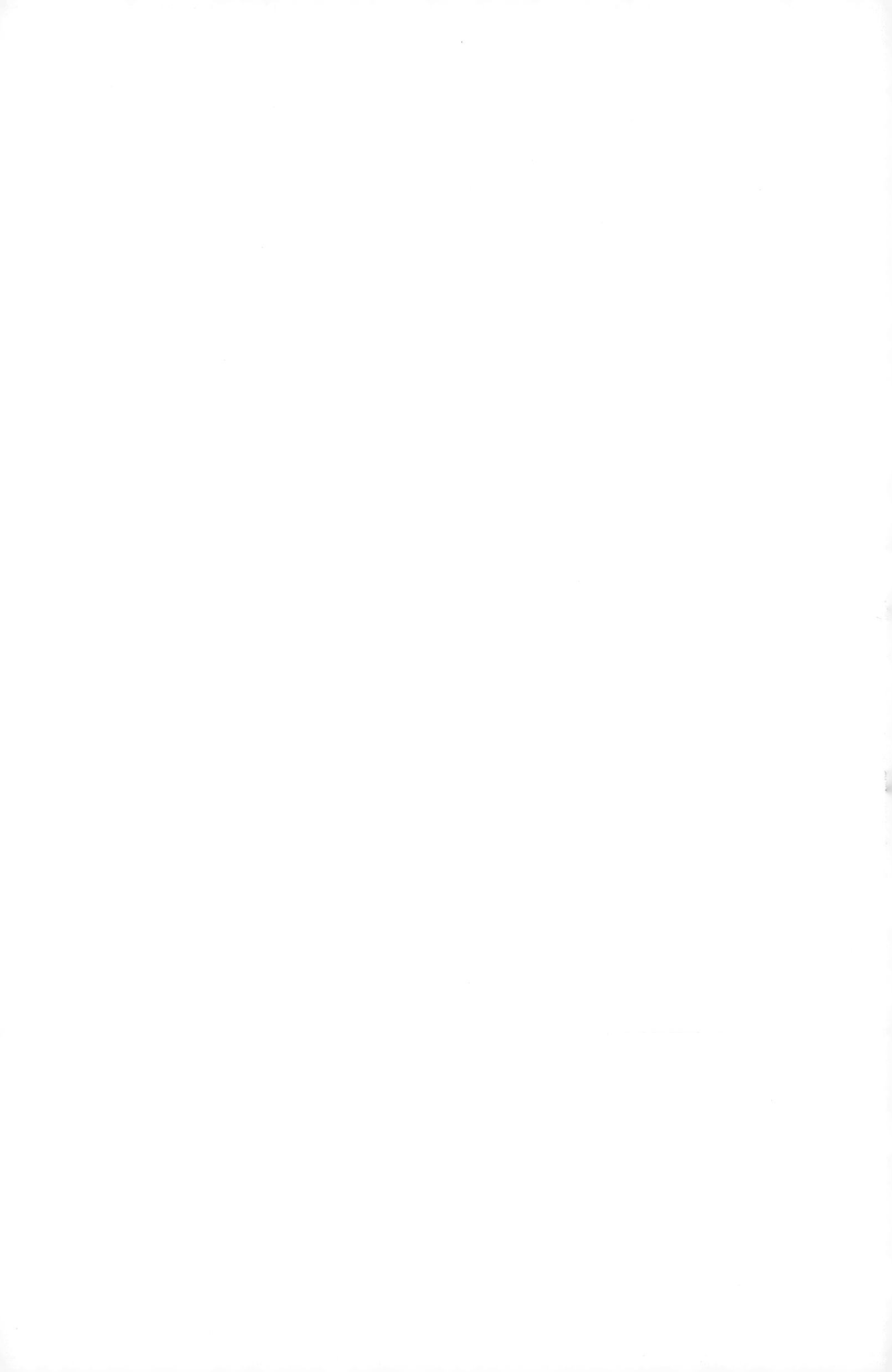